Stephanie Schulte-Busch | Isabel Neitzel

Kindliche Erzählkompetenzen

Ein Ratgeber für Sprachtherapeut*innen und Pädagog*innen

RATGEBER

für Angehörige, Betroffene und Fachleute

Stephanie Schulte-Busch | Isabel Neitzel

Kindliche Erzählkompetenzen

Ein Ratgeber für Sprachtherapeut*innen und Pädagog*innen

Schulz-Kirchner Verlag

Bibliografische Information der Deutschen Nationalbibliothek

Die Deutsche Nationalbibliothek verzeichnet diese Publikation in der Deutschen Nationalbibliografie; detaillierte bibliografische Daten sind im Internet über http://dnb.d-nb.de abrufbar.

1. Auflage 2021
ISBN 978-3-8248-1284-4
eISBN 978-3-8248-9924-1

Mollweg 2, D-65510 Idstein
Vertretungsberechtigte Geschäftsführer:
Dr. Ullrich Schulz-Kirchner, Martina Schulz-Kirchner
Titelfoto: © Prostock-studio – Adobe Stock
Lektorat: Doris Zimmermann
Umschlagentwurf und Layout: Petra Jeck/Susanne Koch
Druck und Bindung: Plump Druck & Medien GmbH,
Rolandsecker Weg 33, 53619 Rheinbreitbach
Printed in Germany

Inhalt

Relevanz des Erzählens für die kindliche Entwicklung

Das Erzählen (Narration) ist eine Kulturtechnik und fester Bestandteil unserer sozialen Interaktion. Der Austausch mit unseren Mitmenschen im Alltag sowie in Schule und Beruf ist Ausdruck unserer sozialen Eingebundenheit. Auch für Kinder ist das Gespräch über Alltagserlebnisse ab früher Kindheit ein wichtiges Ausdrucksmittel. Untersuchungen zeigen, dass Defizite in der Erzählkompetenz die Interaktion und das Spiel mit Gleichaltrigen erschweren können. In diesem Kapitel wird die Bedeutung des Erzählens für das soziale Miteinander im Sinne der Teilhabe und für die Entwicklung in Schule und Bildungssystem dargestellt.

Bedeutung für die Teilhabe

Anderen Menschen aus seinem Leben zu erzählen und von ihren Erlebnissen zu hören, ist in unserer Gesellschaft von hoher Bedeutung. Sich mit anderen Menschen auszutauschen, ist damit nicht nur wichtig für das eigene Wohlbefinden, sondern auch für die soziale Teilhabe (Partizipation). Die Teilhabe stellt nach der Internationalen Klassifikation der Funktionsfähigkeit, Behinderung und Gesundheit bei Kindern und Jugendlichen (ICF-CY) ein elementares Ziel dar. Im ICF-Modell können unterschiedliche Einflussbereiche miteinander in Beziehung gesetzt werden. Dazu gehören neben den körperlichen Voraussetzungen eines Kindes (Körperfunktionen und -strukturen) auch konkrete Alltagshandlungen (Aktivitäten) und das Eingebundensein in das Umfeld (Teilhabe). Diese einzelnen Komponenten interagieren miteinander und beeinflussen sich somit gegenseitig. Diese Wechselbeziehung wird in Abbildung 1 anhand von Beispielen aus dem kindlichen Alltag dargestellt.

Die Bedeutung des Erzählens für das einzelne Kind hängt stark von seinen persönlichen Eigenschaften sowie von seinem sozialen Umfeld ab. Ein Kind, das sehr neugierig und kommunikativ ist, wird das Erzählen im Alltag sicherlich intensiver nutzen als ein zurückgezogenes und eher schüchternes Kind. Beide Kinder sind jedoch gleichermaßen Teil einer sozialen Umwelt und interagieren in diesem System. Ihre Persönlichkeitsmerkmale (Personenbezogene Faktoren) und ihr Umfeld (Umweltfaktoren) beeinflussen sie dabei.

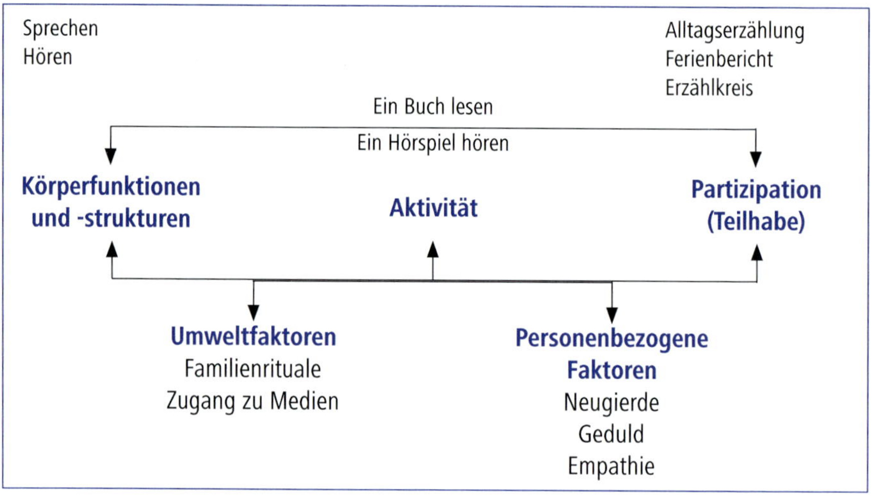

Abb. 1: ICF-Modell (DIMDI, 2005) mit Beispielen zum Thema Erzählen

Praxisbeispiele:

B

Linus ist sechs Jahre alt und wurde im Sommer eingeschult. Seit er in die Schule geht, berichtet er seiner Mutter häufig von den Erzählungen der anderen Kinder im Morgenkreis. Auch er erzählt nach Aussage der Lehrerin gerne von seinen Erlebnissen am Wochenende. Linus' Mutter unterstützt ihn bei seinen Erzählungen durch Nachfragen und lässt ihm ausreichend Zeit. Dadurch wird das Erzählen aus der Schule ein fester Teil seines Tagesablaufs.

B

Maja ist acht Jahre alt und fährt das erste Mal auf eine Jugendfreizeit. Am Anfang hat sie großes Heimweh und zieht sich zurück. Als sich die Mädchen in ihrem Zimmer eines Abends Gruselgeschichten erzählen, fürchtet sich eines der anderen Mädchen. Maja möchte sie aufheitern und erzählt, dass sie sich früher sehr vor den dunklen Schatten in ihrem Zimmer gefürchtet habe, seit einiger Zeit aber gar keine Angst mehr im Dunkeln habe. Diese persönliche Geschichte verbindet die beiden Mädchen und macht sie zu Verbündeten.

Bedeutung für Schule und Bildungsweg

Auch für die schulische Laufbahn ist das Erzählen von hoher Bedeutung. Bereits im Kindergarten können Kinder erste basale Erzählungen produzieren. In der Grundschule wird das Erzählen dann als unterrichtsrelevante Fähigkeit zunehmend vorausgesetzt. Sei es in der Erzählrunde am Morgen oder im Rahmen von Arbeitsaufträgen – eine lebendige und strukturierte Erzählweise wird positiv aufgefasst und dient damit auch als Bewertungsgrundlage für Pädagog*innen. Untersuchungen haben gezeigt, dass die Erzählkompetenzen als Indikator für die schulische Entwicklung herangezogen werden können, besonders für die Schriftsprache und das sinnentnehmende Lesen, aber auch für die mathematischen Fähigkeiten. Der schriftliche Ausdruck, z. B. in Form von Aufsätzen oder Fantasiegeschichten, ist eine häufig genutzte Aufgabenstellung im Elementarbereich. Die Anforderungen werden hierbei mit jeder Klassenstufe und je nach Schulform komplexer.

Bedeutung des Erzählens für die Schullaufbahn

- Interaktion und Austausch mit Mitschüler*innen
- Mündliche Erzählungen als Anforderungen im Unterricht
- Schriftliche Erzählungen in Form von Aufsätzen und Arbeitsaufträgen
- Erzählkompetenz als Ressource für eine positive schulische Entwicklung

Linguistisches Hintergrundwissen

Berichte, Argumentationen, Briefe und auch Erzählungen – all das sind Beispiele für Textsorten. Um die linguistischen Besonderheiten von Geschichten zu verdeutlichen, werden im Folgenden zunächst die zentralen Begriffe und Modellvorstellungen der Textlinguistik vorgestellt. Hierbei geht es um die Fragen, was einen Text zu einem Text macht und wie das menschliche Gehirn es schafft, einen Text mit seiner Fülle an einzelnen Informationen zu verstehen oder verständlich zu formulieren. Anschließend wird die Narration mit ihrem charakteristischen Aufbau erläutert und gegenüber anderen Textsorten abgegrenzt.

Was ist ein Text?

Ein Text ist mehr als die Summe seiner Teile. Das heißt: Erst wenn mehrere Sätze zueinander in Beziehung stehen, kann man von einem Text sprechen. Betrachtet man die beiden nachfolgenden Beispiele, wird schnell deutlich, dass es sich zwar um die gleiche Anzahl von Sätzen auf einem ähnlichen sprachlichen Niveau handelt, diese aber in Beispiel 1 in keinerlei Zusammenhang zueinander stehen. Hier handelt es sich nicht um einen Text, auch wenn der Absatz dies rein optisch suggeriert. Die drei Sätze in Beispiel 2 hingegen gehören eindeutig zusammen und bilden einen kurzen Text.

B

Beispiel ❶:
Nina verbringt dieses Wochenende bei den Großeltern. Der Astronaut muss sich an die Schwerelosigkeit erst noch gewöhnen. Der Mais wurde geerntet.

Beispiel ❷:
Nina verbringt dieses Wochenende bei den Großeltern. Sie liebt es besonders, mit Oma Pfannkuchenteig zu rühren. Hinterher essen sie die Pfannkuchen dann mit viel Apfelmus.

Ein Zusammenhang wird in Texten auf *inhaltlicher* sowie auf *sprachlicher* Ebene hergestellt.

Kohärenz

Durch inhaltliche Verknüpfungen zwischen Sätzen oder Textteilen entsteht ein Sinnzusammenhang, den man als Kohärenz bezeichnet. Ein Text ist dann kohärent, wenn man sich den Zusammenhang zwischen den einzelnen Informationen logisch erklären kann. In Beispiel 2 lassen sich die inhaltlichen Zusammenhänge für die meisten Rezipient*innen relativ leicht erschließen. In anderen Texten, wie in Beispiel 3, springen diese nicht gleich ins Auge, lassen sich aber dennoch herleiten.

B

Beispiel ❸:

Familie Müller war zum Wandern in den Bergen. Der Himmel verdunkelte sich immer mehr. Am Abend kamen alle nass bis auf die Haut im Tal an.

Obwohl es nicht ausdrücklich erwähnt wird, kann der*die Leser*in sich denken, dass es zu regnen begonnen hat und die Familie aus diesem Grund nass geworden ist. Diese Art des Schlussfolgerns bezeichnet man in der Fachsprache mit „Inferenzen bilden". Hier hängt es vom*von der Rezipienten*in und seinem*ihrem Weltwissen ab, ob der Text als kohärentes Ganzes verstanden wird oder nicht. Auch in Beispiel 4 muss der*die Leser*in eine Inferenz bilden, um zu verstehen, warum Hans schreit:

B

Beispiel ❹:

Der 5-jährige Hans baut einen Turm aus Holzklötzen. Sein 2-jähriger Bruder Tom wirft den Turm um. Daraufhin schreit Hans ihn an.

Nur wer sich in Hans hineinversetzen kann und sich vorstellen kann, dass man wütend wird, wenn eine andere Person den soeben gebauten Turm zerstört, kann den Zusammenhang zwischen dem Schreien und dem zerstörten Turm nachvollziehen. In diesem Fall muss der*die Leser*in über die sogenannte *Theory of Mind* verfügen, also die Fähigkeit, sich in andere Personen hineinzuversetzen (s. Kap. *Erzählerwerb*).

Kohäsion

Neben inhaltlichen Verknüpfungen werden Zusammenhänge in Texten auch auf sprachlicher Ebene durch die sogenannte Kohäsion deutlich. Kohäsive Marker sind unter anderem grammatische oder lexikalische Mittel, die ein*e Verfasser*in eines Textes (intuitiv) verwendet, um den*die Rezipienten*in auf die Zusammenhänge hinzuweisen. In Abbildung 2 werden einige kohäsive Marker und ihre verbindenden Eigenschaften im Text exemplarisch vorgestellt:

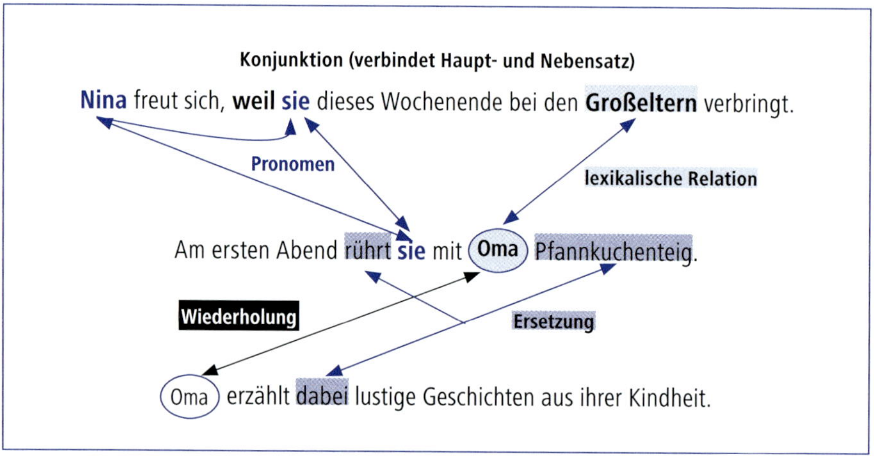

Abb. 2: Kohäsive Marker und ihre verbindenden Eigenschaften im Text anhand einiger Beispiele

Durch die kohäsiven Marker erhält der*die Rezipient*in einen Hinweis darauf, dass einige Sätze in einem Zusammenhang zueinander stehen. Sie erleichtern das Textverstehen.

Einen Text verarbeiten

Textrezeption

Textverarbeitung, sowohl rezeptiv als auch produktiv, verlangt eine hohe kognitive Leistung. Neben der rein sprachlichen Verarbeitung auf Laut-, Wort- und Satzebene muss es einem*r Rezipienten*in gelingen, sich die innertextuellen Zusammenhänge zu erschließen, die Aufmerksamkeit zu halten, sich die wichtigsten Informationen zu merken, sich in die Protagonist*innen hineinzuversetzen etc. All dies geschieht unter Zeitdruck, da bei mündlichen Texten laufend neue Informationen hinzukommen und weiterverarbeitet werden müssen. Unter anderem die Forscher Walter Kintsch und Teun van Dijk haben sich in ihren Studien der Frage gewidmet, wie es überhaupt gelingen kann, die Fülle an Informationen zu verarbeiten und einen Text als Ganzes zu verstehen. In verschiedenen Modellen, die sich im Laufe der 70er- und 80er-Jahre stetig weiterentwickelt haben, versuchten sie, die Mechanismen der Textverarbeitung zu erklären.

So entstand über die Jahre das nachfolgend beschriebene Modell über den Textverstehensprozess, welches auch heute noch eine große Bedeutung hat. Kintsch und van Dijk unterscheiden prinzipiell zwischen einer *Oberflächenstruktur* und einer *Tiefenstruktur.* Als Oberflächenstruktur bezeichnet man den ausformulierten Text mit seinen spezifischen grammatischen und lexikalischen

Merkmalen. Der Begriff Tiefenstruktur bezieht sich hingegen auf den reinen Inhalt des Textes ohne exakte sprachliche Elemente, also eine abstraktere semantisch-konzeptuelle Repräsentation des Textes. In Beispiel 5 hört ein*e Rezipient*in einen ausformulierten Satz aus dem Märchen Rotkäppchen. Nachdem der Satz verstanden wurde, beginnt das Gehirn sofort damit, nur die relevantesten Informationen für das weitere Verständnis zu extrahieren. Diese Informationen werden nach Kintsch und van Dijk als sogenannte *Propositionen* abgespeichert. Die Art, wie Propositionen verschriftlicht werden, soll verdeutlichen, dass es sich hier nicht mehr um eine exakte linguistische Form handelt, sondern um reinen Inhalt. Vereinfacht gesagt entsteht hier ein kleiner Ausschnitt des sprichwörtlichen „Kopfkinos".

B

Beispiel ❺a:

Rezipient*in hört:

„Rotkäppchen lief mit einem Korb voller Leckereien durch den Wald zu ihrer kranken Großmutter." → **Oberflächenstruktur**

und extrahiert daraus folgende Proposition:

laufen (Rotkäppchen, Korb, Leckereien, Wald, zur kranken Großmutter) → **Tiefenstruktur**

Weitere Textstellen des Märchens durchlaufen den gleichen Prozess und so entsteht eine Menge an aneinandergereihten Propositionen, die wiederum gebündelt und zu größeren Informationspaketen, den sogenannten Makropropositionen, geschnürt werden. Hier ist von hoher Relevanz, welche Informationen und Details der*die Rezipient*in für wichtig erachtet. Irrelevante Informationen werden hier der Ökonomie halber aussortiert.

B

Beispiel ❺b:

Rezipient*in hört:

„Rotkäppchen lief mit einem Korb voller Leckereien durch den Wald zu ihrer kranken Großmutter. Da entdeckte sie Klatschmohn am Wegesrand und dachte bei sich: ‚Das sind Omas Lieblingsblumen. Ich pflücke ihr einen Strauß.' Sie kniete sich nieder und begann, einen Strauß zu pflücken."

und extrahiert daraus folgende Propositionen:

laufen (Rotkäppchen, Korb, Leckereien, Wald, zur kranken Großmutter)
entdecken (Rotkäppchen, Klatschmohn, Wegesrand)

denken (Rotkäppchen, Omas Lieblingsblumen, Strauß pflücken)
hinknien (Rotkäppchen)
pflücken (Rotkäppchen, Strauß)

Diese werden dann z. B. zu folgenden Makropropositionen gebündelt:
laufen (Rotkäppchen, Korb, Wald, zur kranken Großmutter)
pflücken (Rotkäppchen, Blumen, Wegesrand)

Parallel wird diese semantisch-konzeptuelle Repräsentation des Textes mit dem Weltwissen des*der Zuhörenden abgeglichen und gegebenenfalls durch Informationen ergänzt, die er*sie bereits vorher hatte, z. B. durch das Bilden von Inferenzen. Im Beispiel 5 b könnte es sein, dass der*die Rezipient*in sich selbst herleitet, dass kranke Großmütter sich sehr freuen, wenn sie schöne Blumen auf ihrem Nachttisch stehen haben und/ oder dass das baldige Erscheinen des Wolfs aufgrund der hohen Bekanntheit des Märchens bereits antizipiert wird.
Die direkten Informationen aus dem Text formen zusammen mit den anhand des Weltwissens inferierten Informationen die sogenannten Situationsmodelle, die sämtliche Informationen enthalten, die ein*e Rezipient*in benötigt, um ein fertiges inneres Bild des Textes zu kreieren. Ein Text besteht in der Regel nicht nur aus einem einzelnen Situationsmodell. Informationen werden so lange in das aktuelle Situationsmodell gespeist, bis eine Information sich nicht mehr gut integrieren lässt. Dies könnte beispielsweise bei Erscheinen des Wolfes der Fall sein. Das zuvor geformte innere Bild von dem fröhlichen, Blumen pflückenden Rotkäppchen lässt sich nicht durch einen bösen Wolf ergänzen, der die gesamte Situation plötzlich gefährlich erscheinen lässt. Hier muss ein neues Situationsmodell gebildet werden, wie die nachfolgende Grafik (Abb. 3) verdeutlicht.

War das Textverstehen erfolgreich, ist der gesamte Inhalt am Ende des Textes in einer gewissen Menge sich aufeinander beziehender Situationsmodelle abgespeichert und lässt sich so auch wieder abrufen (Abb. 4).

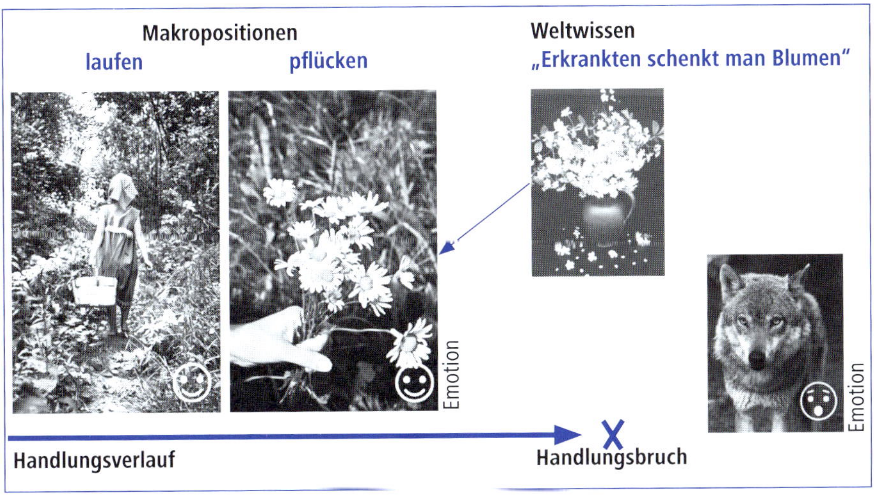

Abb. 3: Mögliche Makropropositionen und Situationsmodelle für das Märchen Rotkäppchen

Ausformulierte Sätze werden gehört

↓

Extraktion des reinen Inhalts in Propositionen

↓

Bündeln der Propositionen zu Makropropositionen;
Löschen irrelevanter Details

↓

Bildung von Situationsmodellen unter Hinzunahme von Informationen
aus dem eigenen Weltwissen

↓

Erfolgreiches Textverstehen und mentale Repräsentation des Inhalts

Abb. 4: Ablauf des Textverstehens

Textproduktion

Die Mechanismen der Textproduktion sind bei Weitem nicht so intensiv erforscht und beschrieben worden wie die Rezeption. Dennoch kann man sich die Prozesse unter Heranziehung des soeben beschriebenen Verstehensmodells herleiten. Nach Kintsch und van Dijk verläuft der Prozess der Produktion vereinfacht ausgedrückt in umgekehrter Reihenfolge ab. Das heißt: Die Inhalte, die geäußert werden sollen, stehen zunächst in Form von Situationsmodellen im

Langzeitspeicher zur Verfügung. Hieraus wird selektiert, was ausformuliert werden soll. Dabei wird berücksichtigt, welche Informationen ein*e Rezipient*in benötigt, um den Text verstehen zu können. Personen, die bereits über Vorwissen verfügen, benötigen weniger Informationen, um einem Sachverhalt folgen zu können, als Personen, die sich mit einer Thematik zum ersten Mal beschäftigen. Alle Informationen, die im weiteren Verlauf in Worte gefasst werden sollen, werden in Propositionen umgewandelt. Die Propositionen sind hier schon als Vorstufe von Sätzen zu verstehen, d. h. an dieser Stelle ist bereits entschieden, welchen Inhalt jeder einzelne (Teil-) Satz haben soll. Außerdem wird in diesem Schritt bereits festgelegt, in welcher Reihenfolge die Informationen geäußert werden müssen. Es entsteht ein „roter Faden". Schließlich werden die Propositionen um Grammatik und lexikalische Komponenten ergänzt und die einzelnen Sätze des Textes können sukzessive geäußert werden.

Was sich hier nach einem langen Prozess anhört, passiert in der Realität in Bruchteilen von Sekunden. Die einzelnen Verarbeitungsschritte sind während der Textproduktion permanent aktiviert und laufen parallel ab, denn während der eine Satz gerade gesprochen wird, müssen bereits nachfolgende Inhalte in Propositionen und in Sätze umgewandelt werden (Abb. 5).

Inhalte sind in Situationsmodellen im Langzeitspeicher hinterlegt

↓

Entscheidung über relevante Informationen;
Umwandlung in Propositionen

↓

Sätze aus Propositionen formulieren, Wortverarbeitung

↓

Textproduktion

Abb. 5: Ablauf der Textproduktion

Die Textsorte Narration

Die Grundlagen aus den vorherigen Kapiteln beziehen sich auf alle Textsorten gleichermaßen. Die für die kindliche Sprachentwicklung zunächst wichtigste Textsorte ist die Narration. Dabei grenzt die Erzählung sich von anderen Textsorten, wie z. B. dem Bericht, wie folgt ab:

„Erzählt wird immer über einmalige Ereignisse, die eine Besonderheit enthalten, in der Form, dass etwas geschehen ist. (…) Ganz wesentlich für Erzählen im Gegensatz zum Berichten ist,

dass mit dem Unerwarteten, dem Planbruch, eine emotionale Bewertung einhergeht. Eine wichtige Funktion von Erzählen ist, die Funktion an den Zuhörenden zu übermitteln." Katz-Bernstein und Schröder, 2017, S. 2

Erzählungen folgen einem charakteristischen Aufbau, der sie von anderen Textsorten unterscheidet. Die typischen Bestandteile einer Geschichte werden als textgrammatische Elemente bezeichnet, in anderen Publikationen werden auch die Begriffe makrostrukturelle Elemente oder Geschichtenteile verwendet. Diese sind in Tabelle 1 dargestellt.

Tab. 1: Textgrammatische Elemente einer Erzählung in Anlehnung an Schelten-Cornish (2015) und Stein & Glenn (1979)

Einteilung im schulischen Kontext	Textgrammatische Elemente	Beschreibung	Eigenes Beispiel
Einleitung	1. Kulisse	Dient der Orientierung des Rezipienten; Vorstellung der Protagonisten und des Kontextes	Letzten Samstag haben wir zwei neue Kaninchen bekommen.
Hauptteil	2. Verursachendes Geschehen	Darstellung des Problems oder Themas	Als die Kaninchen in ihren neuen Stall gesetzt wurden, haben sie sich zunächst die ganze Zeit in ihrem Häuschen versteckt.
	3. Plan	Aufzeigen möglicher Lösungen	Mama sagte, wir könnten sie ja mit ein paar Leckerlis und Salatblättern herauslocken.
	4. Lösungsversuch/ Aktion	Pläne werden umgesetzt	Gemeinsam haben wir einige Leckereien aus der Vorrats-kammer geholt.
	5. Interne Reaktion (an jeder Stelle der Erzählung möglich)	Einbezug des Rezipienten, da hier auf Gedanken und Gefühle eingegangen wird	Ich war sehr erleichtert,
	6. Ergebnis der Aktion	Ergebnis (logische Folge der Aktion)	als das erste Kaninchen bereits nach kurzer Zeit seine Nase aus dem Häuschen streckte.
Schluss	7. Zusammenfassung; Gedanken/Gefühle; Lehre/Fazit/Moral	Erzählung wird abgerundet oder zusammengefasst; Gefühle oder Lehren werden aufgezeigt	Nach und nach trauten sich beide Kaninchen immer näher an das Futter und ließen sich später am Nachmittag sogar von mir streicheln.

Zu beachten ist, dass die textgrammatischen Elemente nicht zwingend in dieser Reihenfolge wiedergegeben werden müssen und auch nicht alle Elemente obligatorisch sind, um von einer vollständigen Geschichte zu sprechen. Ein gutes Beispiel hierfür ist der Plan: Dieser kann sprachlich realisiert werden und bereichert die Geschichte maßgeblich, da der Hörer in die Gedanken und Konflikte des Protagonisten Einblick erhält. Nichtsdestotrotz ist er ein optionales Element und kann auch weggelassen werden, ohne die Vollständigkeit der Geschichte zu gefährden. Wenn eine Narration ein verursachendes Geschehen, einen Lösungsversuch und ein Ergebnis enthält, spricht man von einer ersten kurzen, aber vollständigen Geschichte. In komplexen Erzählungen ist es üblich, dass einzelne Elemente mehrfach vorkommen und miteinander verankert sind. Dies ist zum Beispiel dann der Fall, wenn der*die Protagonist*in mehrere Anläufe braucht, um auf die richtige Lösung des Problems zu kommen.

Auch wenn der Fokus dieses Buches vor allem auf mündlichen Erzählungen liegt, ist zu beachten, dass dieselbe Textgrammatik auch in anderen Erzählformen zugrunde liegt. Beispiele hierfür sind Bildergeschichten, Filme oder schriftliche Erzählungen. Kinder begegnen in ihrem Alltag Geschichten in unterschiedlichen Modalitäten, mündliche Erzählungen stehen im Erwerb jedoch im Vordergrund. Im folgenden Kapitel wird der Erwerb mündlicher Erzählungen genauer betrachtet.

Erzählerwerb

Voraussetzungen für den Erzählerwerb

Das Erzählen stellt eine eigenständige Sprachleistung dar, setzt jedoch konkrete Fähigkeiten in unterschiedlichen sprachlichen Bereichen voraus. Pragmatische Fähigkeiten, Weltwissen und das auditive Sprachverständnis helfen dem Sprecher, sich auf das Vorwissen des Zuhörers und den Erzählkontext einzustellen. Dies ist bedeutsam, um Figuren adäquat einführen zu können und zu realisieren, ob das Erzählen einer Geschichte gerade kontextuell überhaupt angemessen ist. Die Merkfähigkeit spielt dabei ebenfalls eine Rolle, da die bereits vermittelten Informationen erinnert und weitergeführt werden müssen. Durch den Rückgriff auf das Kurz- und Langzeitgedächtnis kann die Erzählung fortlaufend mit neuen Details angereichert werden. Ausgereifte kognitive Fähigkeiten sind im Rahmen der Erzählfähigkeit von Bedeutung, da es eine gewisse Planungsfähigkeit voraussetzt, eine Geschichte schlüssig zu erzählen. Hier besteht ein enger Bezug zu den sogenannten Exekutivfunktionen, welche unter anderem die Planungsfähigkeit und die Merkfähigkeit beinhalten. Sowohl eine bestimmte Schwerpunktsetzung (z. B. der Fokus auf einen bestimmten Teilaspekt des Erlebten) als auch der chronologische Aufbau der Handlung müssen konstruiert werden, während die Erzählung bereits produziert wird. Die Chronologie folgt dabei in der Regel einer feststehenden Struktur, die wir im Laufe des Erwerbs verinnerlichen (Textgrammatik). Zudem spielt es im Erzählerwerb eine wichtige Rolle, ob sich das Kind bereits von seinen eigenen Gefühlen, Wahrnehmungen und Intentionen lösen kann und sich in die Perspektive der Protagonisten hineinversetzt. Diese als Theory of Mind bezeichnete Fähigkeit gewinnt im kindlichen Erwerb zunehmend an Komplexität. Die Erkenntnis, dass andere Personen auch einer falschen Annahme, einem sogenannten „False belief“, unterliegen können (Bsp.: „Tim hielt die Gestalt im Dunkeln für ein Monster, es war jedoch eigentlich ein Schatten.“), stellt einen Meilenstein in der Theory of Mind-Entwicklung dar. Einen Höhepunkt des Erwerbs bildet das Verständnis einer Schlussfolgerung, die andere Personen über Dritte formulieren (Bsp.: „Lena denkt, dass Max Lara ärgern wollte.“). Findet eine Erzählung in einem Dialog mit einer*m Gesprächspartner*in statt, stellt auch eine ausreichende Aufmerksamkeit und Konzentration auf das Gegenüber in der kognitiven Entwicklung des Kindes eine Herausforderung dar.

Neben kognitiven Funktionen spielen auch sprachliche Fähigkeiten eine zentrale Rolle im Erzählerwerb. Ein altersgerechter rezeptiver und expressiver Wortschatz ist zahlreichen Untersuchungen zufolge eine grundlegende Voraussetzung zur Produktion einer variantenreichen Erzählung. Auch die grammatischen Fähigkeiten stellen eine wichtige Voraussetzung dar, damit die Erzählung syntaktisch sowie morphologisch passend und abwechslungsreich gestaltet werden kann. Hierbei kann es sich in der Mikrostruktur einer Geschichte um konkrete Verbindungselemente

(z. B. Nebensatzeinleiter, Pronomen) oder morphologische Markierungen (z. B. Kasus, Numerus) handeln. Um eine kohärente und kohäsive Narration zu produzieren, bedarf es somit eines ausgefeilten Zusammenspiels sprachlicher und kognitiver Prozesse. Ist einer dieser Prozesse gestört oder nicht altersadäquat entwickelt, kann es bereits zu Schwierigkeiten hinsichtlich der Erzählfähigkeit kommen.

Zusammenfassung: Voraussetzungen für das mündliche Erzählen

- Pragmatik & Kommunikationsverhalten, z. B. Sprecherwechsel (Turn Taking)
- Kurzzeitgedächtnis
- Weltwissen & Langzeitgedächtnis
- Auditives Sprachverständnis
- altersgerecht entwickeltes Lexikon (rezeptiv/expressiv)
- ausreichend entwickelte Morpho-Syntax (v. a. kohäsive Mittel: Pronomen, Nebensatzeinleiter …)
- Wissen über die textgrammatischen Elemente einer Narration
- Exekutivfunktionen, z. B. Merkfähigkeit & Planungsvermögen, um eine Erzählung chronologisch aufzubauen und Schwerpunkte herauszuarbeiten
- Theory of Mind

(in Anlehnung an Schelten-Cornish, 2015)

Ungestörter Erzählerwerb

Die Wechselwirkung von Spiel und Sprache

Der Erzählerwerb beginnt bereits lange bevor ein Kind erste vollständige Geschichten produzieren kann. Interesse für vorgelesene oder frei erzählte einfache Geschichten haben Kinder oftmals bereits ab einem Alter von zwei Jahren. Zu diesem Zeitpunkt haben sie verstanden, welche soziale Funktion das Erzählen hat, und zeigen meist einen starken Drang, von Erlebnissen zu berichten. In diesem Alter greifen sie auf die Hilfe von Erwachsenen zurück, die entweder in der Rolle des Gesprächspartners nachfragen (wie der Erzieher im Bsp.) oder die das Kind beim Erzählen unterstützen (wie der Vater).

B

Beispiel:

Leni sagt beim Reinkommen in die Kita zum Erzieher: *„Tütata … Auto paputt"*
Erzieher: *„Habt ihr einen Unfall gesehen?"*
Leni: *„Auto paPUTT"*

Lenis Vater: *„Ja, da war ein großer Unfall, nicht wahr, Leni? An der großen Straße da hinten. Die haben nicht aufgepasst. Jetzt sind die Autos kaputt. Und dann musste die Polizei kommen."*

Zollinger zufolge verlaufen die Spiel- und die Sprachentwicklung parallel ab. Anders ausgedrückt: Das, was ein Kind spielt, spiegelt sich in seinen sprachlichen Fähigkeiten wider. Ab einem Alter von 18 bis 24 Monaten verändert sich das Spielverhalten von Kindern, indem sie nicht mehr nur Funktionsweisen von Gegenständen ausprobieren (z. B. Wasser hin- und herschütten), sondern ihren Handlungen eine Bedeutung geben (z. B. einschenken). Die sprachlichen Äußerungen bestehen nun nicht mehr aus einem Benennen des Spielgegenstands („Wassa"), sondern aus einer Verbalisierung des Handlungsresultats (z. B. „Trinken"). Mit etwa 30 Monaten zeigen sich im Spiel sogenannte lineare symbolische Sequenzen, d. h., das Kind entwickelt die Handlung fort: Es schenkt Wasser ein und hält den Becher an den Mund der Puppe, damit diese trinken kann. Auf sprachlicher Ebene zeigt sich dieser Entwicklungsschritt in der Fähigkeit, Zwei- bis Mehrwortsätze zu bilden: „Puppe Wassa trinken". In dieser Stufe findet noch eine häufige Wiederholung der Handlung statt. Das Spiel besteht dann z. B. darin, allen Puppen und Stofftieren Wasser zu geben. Ab etwa drei Jahren endet dieser repetierende Charakter des Spiels und Kinder entwickeln die Spielhandlung immer weiter fort. Der Puppe werden im Spiel immer wieder neue Erlebnisse zugeschrieben, aus denen erste Geschichten erkennbar werden, z. B. wenn die Puppe Wasser trinkt, sich dabei bekleckert und sich umziehen muss. Hierbei macht es den Kindern häufig am meisten Spaß, den für Geschichten typischen Bruch zu spielen (Missgeschicke, Unfälle etc.). Die sprachlichen Fähigkeiten sind nun ebenfalls deutlich weiterentwickelt: Die Kinder bilden erste (oft noch fehlerhafte) Nebensatzkonstruktionen und beginnen, Geschehnisse und Aktionen zu beschreiben. Oftmals ist hierbei noch kein klares Thema erkennbar und Makrostrukturelemente werden allenfalls zufällig geäußert.

Zusammenfassung

Zunächst lernen Kinder, welche Funktion Erzählen hat und Handlungsketten im Spiel zu erfinden. Später lernen sie, diese auch zu verbalisieren.

Von der Produktion erster basaler Erzählungen hin zur vollständigen Narration

Im Erzählerwerb verläuft die Grenze von der Produktion einzelner Sätze hin zu einer gezielten Geschichte meist fließend. Im vierten Lebensjahr lernen Kinder, aneinandergereihte Handlungen zu verbalisieren. In der Regel ist das Thema der Äußerung nun klar erkennbar und es werden einzelne textgrammatische Elemente verwendet. Um eine Erzählung im textlinguistischen Sinne handelt es sich hier jedoch noch nicht. Zudem können die Kinder in diesem frühen Alter noch nicht auf die Gefühle oder Gedanken ihrer Protagonist*innen eingehen. Diese Loslösung vom eigenen Ich gelingt häufig erst im sechsten Lebensjahr.
Kinder erzählen anfangs ohne chronologische Reihenfolge und kommentieren die Handlung recht häufig auf Metaebene (Bsp. eines fünfjährigen Kindes: „Den mag ich nicht!", „Guck mal, das ist dieses komische Tier von eben!"). Mit zunehmend komplexerer Grammatik im Vorschulalter entwickelt sich auch die Erzählkompetenz. Dieser Erwerb liegt typischerweise im Alter zwischen vier und sechs Jahren, wobei nach und nach immer mehr textgrammatische Elemente realisiert werden. Ab einem Alter von vier Jahren produzieren die Kinder erstmals basale Geschichten, die eine Problemstellung und ein Ergebnis enthalten (Goal-Outcome-Strategie). Die Kinder haben zu diesem Zeitpunkt den Kern einer Geschichte, nämlich die Wechselwirkung zwischen einem verursachenden Geschehen und dessen Auflösung, verstanden.

B

Beispiel:

Jacob (4;3 Jahre) erzählt vom Film „Mr. Bean im Schwimmbad"

„Weißt du, wie das bei Mr. Bean beim Schwimmen war? Der hatte nur eine Unterhose an. Dann wollte der springen. Aber dann hang der da am Brett. Und dann hang der da mit einer Hand. Dann haben zwei Jungen dem auf die Hand getreten und dann ist der ins Wasser gefallen."

Jacob gelingt hier eine basale Erzählung, bei der er die Goal-Outcome-Strategie anwendet. Das Goal (also das verursachende Geschehen) ist hier das Hängen an einer Hand, der Outcome (also das Ergebnis) das Fallen ins Wasser. Er schafft es noch nicht, den*die Zuhörende*n vollständig zu orientieren (z. B. Warum hängt Mr. Bean am Brett, statt zu springen?)

Vollständige Geschichten gelingen den Kindern frühestens mit fünf Jahren und zeichnen sich durch eine umfangreiche Textgrammatik aus. Die wichtigsten zu realisierenden Elemente sind hierbei die Beschreibung des zugrunde liegenden Geschehens oder Konflikts, eines Lösungsversuchs und des Ergebnisses der Geschichte (s. Kap. *Linguistisches Hintergrundwissen*). Eine Schwerpunktsetzung in Erzählungen, z. B. ein Fokus auf ein bestimmtes Handlungselement oder eine ausgewählte Figur, stellt die höchste Entwicklungsstufe der Textgrammatik dar, die frühestens von fünf- bis sechsjährigen Regelkindern erwartet werden kann. Auch wenn Kinder in diesem Alter meist in der Lage sind, alle textgrammatischen Elemente zu produzieren, entwickeln sich ihre Erzählungen in den nächsten Jahren noch umfassend weiter. Mit zunehmender kognitiver Reife (z. B. besseren Fähigkeiten der Empathie und Theory of Mind) sowie weiterentwickelten sprachlichen Fähigkeiten, vorwiegend in den Bereichen Wortschatz und Grammatik, werden die Erzählungen komplexer und variantenreicher. Dies beinhaltet die Verwendung einer zunehmenden Anzahl an kohäsiven Mitteln, die in Abbildung 2 (Kap. *Linguistisches Hintergrundwissen*) exemplarisch aufgezeigt wurden.

B

Beispiel:

Philipp (7;9 Jahre) erzählt vom Maus-Clip „Rutsche"

„Die Maus rutscht die gelbe steile Rutsche runter. Da kommt der Elefant und will auch die Rutsche runterrutschen, klettert die Leiter hoch und oben hat er ganz viel Angst. Und dann überlegt die Maus, was sie machen könnte. Dann zieht die die Rutsche nach vorne, sodass die nicht mehr so steil ist. Und dann rutscht der Elefant runter. Und dann rutschen die beiden zusammen die Rutsche runter."

Philipps Geschichte enthält alle textgrammatischen Elemente mit Ausnahme des Schlusses. Der Zuhörer wird vollständig orientiert.

Zusammenfassung

Der Erzählerwerb beginnt bereits sehr früh mit dem Wunsch, sich mitzuteilen und ersten Verbalisierungen, die sich dann im Vorschulalter immer mehr in die Richtung einer vollständigen Narration entwickeln. Tabelle 2 zeigt eine Übersicht der Erwerbsschritte mit einer ungefähren Altersangabe.

Tab. 2: Mündlicher Erzählerwerb im Überblick (in Anlehnung an Schelten-Cornish, 2015 und Siegmüller et al., 2012)

Alter (ca.)	Fähigkeiten und realisierte Erzählelemente
2 Jahre	Deutlicher Mitteilungsdrang; Wille, etwas zu erzählen, ist erkennbar
3 Jahre	Verbalisieren von Geschehnissen oder Aktionen ohne klares Thema
3 – 4 Jahre	Verbalisieren von Geschehnissen oder Aktionen mit klar erkennbarem Thema
Ab 4 Jahren	Erwerb der Goal-Outcome-Strategie
Ab 5 Jahren	Erste vollständige Geschichten mit verursachendem Geschehen, Lösungsversuch und Ergebnis
Mit 5 – 7 Jahren	Erwerb weiterer textgrammatischer Elemente in individueller Reihenfolge
> 7 Jahre	Weiterentwicklung/Ausdifferenzierung der Erzählkomplexität und Variabilität

Erwerb von Erzählkompetenzen im Kontext von Sprachentwicklungsstörungen

Eine eingeschränkte Erzählfähigkeit kann nicht nur den Austausch mit Gleichaltrigen erschweren, sondern auch als prognostisch negativer Faktor für die schulische Laufbahn angesehen werden. Unterschiedliche Studien zeigen Zusammenhänge mit dem Lese- und Schriftspracherwerb und sogar dem mathematischen Verständnis auf. Schwierigkeiten in der Erzählentwicklung treten häufig auch im Kontext von Sprachentwicklungsstörungen (SES) auf und können sowohl die Makro- als auch die Mikrostruktur einer Geschichte betreffen.

Kinder mit einer Sprachentwicklungsstörung zeigen häufig Defizite in den Bereichen Wortschatz und Grammatik, die das Erzählen nachhaltig erschweren können. Tabelle 3 listet eine Übersicht möglicher Symptome, die sich verschiedenen Studien zufolge negativ auf die narrative Leistung auswirken können. Eine besondere Schwierigkeit für Kinder mit Sprachentwicklungsstörungen besteht darin, die unterschiedlichen linguistischen Ebenen, v. a. Semantik-Lexikon und Morpho-Syntax, in Erzählungen zu realisieren und zu kombinieren. Dies setzt nicht nur adäquate Fähigkeiten in Wortschatz und Grammatik voraus, sondern erfordert zusätzliche Verarbeitungsschritte, die über die Satzebene hinausgehen. Daher spielen auch rezeptive Fähigkeiten, z. B. das auditive Sprach- und Textverständnis, und die allgemeine Kognition, wie das Erkennen von Wenn-dann-Zusammenhängen, für die Narration eine wichtige Rolle. Sprachentwicklungsstörungen gehen im Vorschul- und frühen Schulalter leitsymptomatisch mit grammatischen Defiziten einher, die das mündliche Erzählniveau bei sechs- bis siebenjährigen Kindern nachweislich beeinflussen können. Eine unzureichende syntaktische Variabilität kann sich mikrostrukturell beispielsweise in der ständigen Aneinanderreihung von Ereignissen durch die verbindenden Elemente „und" sowie „und dann" ausdrücken, wie sie auch Kinder mit unauffälliger Sprachentwicklung in einem früheren syntaktischen Stadium zeigen. Im späteren Schul- und Erwachsenenalter können Erzähldefizite als eigenständiges Kardinalsymptom verstanden werden.

Tab. 3: Mögliche Symptome einer Sprachentwicklungsstörung, die sich erschwerend auf das Erzählen auswirken können

Sprachebene	Betroffene Struktur/Störungsbereich
Sprachverstehen	▪ Frageverstehen ▪ Situatives und nicht-situatives Verstehen ▪ Textverstehen
Semantik-Lexikon	▪ Wortschatzumfang zu gering oder Einträge zu wenig vernetzt ▪ Kein differenzierter Verbwortschatz ▪ Wortschatzvariabilität eingeschränkt ▪ Semantische Defizite
Morpho-Syntax	▪ Tempusbildung und Tempuswechsel ▪ Subjekt-Verb-Kongruenz ▪ Fehlende Funktionswörter, z. B. Nebensatzeinleiter ▪ Fehlende syntaktische Verknüpfung, z. B. durch Pronomen ▪ Starre Vorfeldbesetzung, mangelnde Flexibilität ▪ Einschränkung der komplexen Syntax, z. B. der Nebensatzbildung ▪ Grammatikalische Fehler erschweren das Verständnis des Zuhörers
Pragmatik	▪ Turn-Taking (Sprecherwechsel) ▪ Verständnis der semantischen Rollen, z. B. Wer ist Agens, wer ist Patiens? ▪ Vorwissen des Gesprächspartners wird nicht beachtet, z. B. bei der Einführung von Figuren

Schwierigkeiten hinsichtlich der Erzählkompetenz zeigen sich häufig auch losgelöst von den genannten Sprachebenen direkt auf narrativer Ebene. Gemäß einer Studie von Siegmüller et al. (2012) stagnieren Kinder mit SES beim Erwerb der korrekten Textgrammatik von Geschichten. Während typisch entwickelte Kinder im Alter von ca. vier Jahren die Goal-Outcome-Strategie und – damit die Basis für korrekte Narrationen – erwerben, scheinen Kinder mit SES dieses Konstrukt ohne fremde Hilfe nicht zu entdecken. Sie räumen der Beschreibung des Problems einen sehr niedrigen Stellenwert ein und lassen es häufig komplett weg. Weitere Schwierigkeiten in der Makrostruktur können darin bestehen, dass Informationen nicht in eine verständliche Reihenfolge gebracht werden, dass nicht gut zwischen wichtigen und unwichtigen Informationen unterschieden wird oder dass wichtige Informationen ausgelassen werden. Fehlende textgrammatische Elemente (Problemstellung, Lösungsversuch ...) können die Zusammenhänge der Geschichte offenlassen (= fehlende Kohärenz) und das Verständnis der Erzählung für den*die Zuhörer*in erschweren. Ein ausschlaggebender Faktor für eine souveräne und selbstständige Erzählung ist auch die Intensität der Unterstützung, die ein*e Gesprächspartner*in während des Erzählens geben muss. Diese Unterstützung muss bei Kindern mit Sprachentwicklungsstörungen ungleich höher ausfallen; die eigenständige Narration ist somit erschwert.

B

Beispiel:

Marcel (11 Jahre, Junge mit Sprachentwicklungsstörung) erzählt zu einer Bildergeschichte:

„Der Junge ham ein Flugzeug. Der grade über Straße. Da sieh die dann seh die die Freunde oder die Freundin. Und ähm der guckt gerade rüber ‚Hier sind wir, hier sind wir, hier sind wir'. Da guckt der gerade rüber nein die andere Straßenseite. Da guckt der dann kein Auto. Also der geht gerade rüber. Dann hat die zwei gezeigt aufpassen, Auto, ein Auto, ein Auto. Und gehe rüber. Dann war der Auto da, der hat bestimmt gebremst. Dann ist der mit dem Flugzeug hingeflogen, dann hat der den Fuß gebrochen und Kopf gestoßen. Der liegt im Krankenhaus mit ne kaputten Fuß."

Marcel führt die Situation zu Beginn zwar kurz ein, gibt jedoch selten die Handelnden oder Sprechenden an. Dadurch fällt die Orientierung für die Zuhörenden schwerer. Die allgemeine Handlungsabfolge ist verständlich, allerdings wird die Chronologie der Ereignisse nicht durchgehend deutlich.

Erwerb von Erzählfähigkeiten bei Primärbeeinträchtigungen

Das Erzählen ist auch für Personen mit Primärbeeinträchtigungen, wie einem Syndrom oder einer Autismus-Spektrum-Störung, von hoher Alltagsrelevanz. In der Literatur werden Sprachentwicklungsstörungen bei Kindern mit primären Auffälligkeiten auf narrativer Ebene häufig mit ähnlichen Symptomen beschrieben wie bei Kindern ohne Grunderkrankung. Es scheint jedoch auch störungs- oder syndromspezifische Defizite zu geben. Kinder mit geistiger Behinderung scheinen häufig etwas kürzere und inhaltsärmere Erzählungen zu produzieren als Kinder mit typischer Entwicklung. Dabei werden teilweise nicht genügend Informationen vermittelt, um dem Hörer eine örtliche, zeitliche und inhaltliche Orientierung zu geben. Eine Untersuchung von Kerstin Nonn (2015) beschreibt Stärken von Probanden mit geistiger Behinderung im pragmatischen Bereich (Gesprächsbeteiligung, Turn-Taking, selbstständiges Führen und Aufrechterhalten eines Gespräches), jedoch starke Defizite im reinen Erzählen. 75 % der erwachsenen Probanden mit kognitiven Einschränkungen benötigten Unterstützung bei der Nacherzählung einer Geschichte.

Je nach Grunderkrankung bestehen für die Patient*innen unterschiedliche Schwierigkeiten im Bereich der Narration. Die Heterogenität der Patient*innen muss in der Planung von Förder- und Therapiemaßnahmen unbedingt beachtet werden. Mögliche Störungsschwerpunkte sollen im Folgenden exemplarisch vorgestellt werden.

Die Erzählfähigkeit von Menschen mit Down-Syndrom wird häufig durch starke grammatische Defizite wie eine verkürzte Satzstruktur, das Fehlen von Funktionswörtern sowie durch eine schlechtere inhaltliche Verständlichkeit beeinträchtigt. Verben und makrostrukturelle Elemente können teilweise nur in geringem Umfang produziert werden. Kindern und Jugendlichen mit Down-Syndrom werden ein hohes Interesse an ihren Gesprächspartner*innen sowie eine zugewandte Art zugeschrieben. Sprache und das Erzählen im Besonderen werden daher häufig vor allem aus einem Wunsch nach Interaktion mit Gesprächspartner*innen heraus genutzt. Funktionale Gründe wie die Vermittlung von Inhalten rücken hierbei in den Hintergrund. Erkenntnisse über Menschen mit Autismus-Spektrum-Störung und dem Rett-Syndrom liefern Hinweise, dass diese Personen die Zusammenhänge von Geschichten kognitiv durchaus erfassen, jedoch keinen personalisierten Bezug zu den Figuren herstellen und daher wenig auf ihre*n Gesprächspartner*in eingehen können. Die Beobachtungen legen nahe, dass die Entwicklung der Theory of Mind maßgeblich mit der Fähigkeit zusammenhängt, Emotionen und Handlungen von Protagonist*innen in Geschichten zu reflektieren und Gesprächspartner*innen einzubeziehen. Die Pragmatik könnte gerade bei Personen mit Autismus-Spektrum-Störung eine Schlüsselkompetenz für die Produktion überzeugender Erzählungen sein. Auch die Akzeptanz für das Gegenüber ist bei Kindern mit Autismus-Spektrum-Störung besonders wichtig. Dadurch kann z. B. im Gespräch mit einer unbekannten Person, die autistische Verhaltensweisen zeigt, das wahre Erzählniveau möglicherweise gar nicht korrekt eingeschätzt werden.

Zur Behandlung auf narrativer Ebene ist es im Rahmen einer Sprachentwicklungsstörung mit oder ohne zugrunde liegende Primärerkrankung notwendig, möglichst viele kognitive und sprachliche Fähigkeiten des*der Patient*in einschätzen zu können, damit sich Rückschlüsse auf die mögliche Ursache der Einschränkungen ziehen lassen. Gerade zur Einschätzung kognitiver Fähigkeiten ist dafür die Zusammenarbeit mit einem SPZ (Sozial-pädiatrisches Zentrum), einer Frühförderstelle oder mit Kinder- und Jugendpsycholog*innen empfehlenswert. Sollten die beobachteten Schwierigkeiten auf eine konkrete Einschränkung im Bereich der Erzählfähigkeit hinweisen, ist eine spezifische therapeutische Erarbeitung möglich (s. Kap. *Die kindliche Erzählfähigkeit im Kontext der Sprachtherapie*).

B **Beispiel:**

Elif (15 Jahre, Mädchen mit Down-Syndrom) erzählt zu einer Bildergeschichte:

„Ein Junge. Die Junge hatte Flugzeug. Da steht Auto. Parkplatz. Der lauft. Die Junge drehe um, nach drübe winkt. Ein Junge, ein Mädchen. Der hat ein Flugzeug. Der winkt nach drüben. Da drüben hat Junge gebrüllt. Geschrocken, weil kommt, die Junge. Weil Junge ein läufen und Auto kommt. Die Junge fällt runter. Der hat Bein gebrochen. Und die Auto. Unfall. Der fahren, fährt ein Junge. Der bleibt Krankehaus. Die Junge hat Fuß verletzt, gebandet. Hat der blutet Kopfweh. Auf der Kopf Beule. Wird besser."

Elif führt die Situation verständlich ein. Die Zuhörenden erhalten jedoch nicht genügend Informationen über die anderen Handelnden (zwei Kinder auf der anderen Straßenseite). Im Verlauf der Erzählung nimmt Elif das Ende vorweg und beschreibt dann erst den Handlungsverlauf.

Vom mündlichen zum schriftlichen Erzählen

Wie in den vorherigen Kapiteln dargestellt, stellt bereits das mündliche Erzählen einen hohen Anspruch an sprachliche und kognitive Fähigkeiten. Zahlreiche Teilkompetenzen greifen wie Zahnräder ineinander, um eine kohärente, kohäsive und adressatengerechte mündliche Erzählung zu produzieren. Die schriftliche Narration baut darauf auf und setzt noch weitere Funktionen voraus: Zunächst ist eine ausreichend entwickelte Kompetenz in der mündlichen Erzählfähigkeit die Basis für eine gelingende schriftliche Narration. Der schriftliche Sprachgebrauch zeichnet sich dadurch aus, dass ein vielseitigerer Wortschatz und komplexere Sätze verwendet werden. Während es beim mündlichen Erzählen allgemein akzeptiert ist, umgangssprachliche Floskeln und einfache Satzstrukturen zu verwenden, fällt dies im Schriftlichen negativ auf. Wenn ein Kind, das orthografische Regeln im Diktat gut beherrscht, in selbst produzierten Texten viele Rechtschreibfehler macht, dann ist dies ein Hinweis darauf, dass es mit der Menge der zu verarbeitenden Informationen überfordert ist und die Erzählkompetenzen noch nicht ausreichend entwickelt sind. Die Theory of Mind muss für schriftliches Erzählen höher entwickelt sein als im Mündlichen, denn der*die Leser*in ist weder während des Ereignisses, von dem erzählt wird, noch während des Schreibens anwesend. Das bedeutet, dass bei der Rezeption nonverbale Informationen wegfallen und der*die Erzählende die Informationen vollständig verbalisieren muss. In der schriftlichen Erzählform fallen Mimik, Gestik und Intonation als wichtige Ausdrucksmittel in der interaktiven Narration weg, welche beispielsweise die Stimmung einer Situation transportieren können. Außerdem kann ein*e Zuhörer*in anders als im Mündlichen nicht signalisieren, wenn er*sie etwas nicht verstanden hat, und gezielt nachfragen. Die Fähigkeit, eine Erzählperspektive (z.`B. aus der 1. oder 3. Person Singular) einzunehmen, ist ebenfalls eine Herausforderung des schriftlichen Erzählens.

Exkurs: Geschichtenverständnis

Der Schwerpunkt dieses Ratgebers liegt auf den mündlichen Erzählkompetenzen. Da sich die Rezeption von Geschichten und die produktiven narrativen Fähigkeiten gegenseitig beeinflussen, ist das Geschichtenverständnis immer mit zu berücksichtigen, wenn es darum geht, Kinder in ihrer Erzählentwicklung zu unterstützen. Im Folgenden sollen die wichtigsten Aspekte des Verstehens von Geschichten kurz dargestellt werden. Hier sind mehrere Ebenen zu berücksichtigen:

Zunächst muss das Sprachverständnis im Sinne einer rezeptiven Sprachverarbeitung in ausreichendem Maße gegeben sein, um die Erzählung des Gegenübers zu erfassen. Ist das Grammatikverständnis gemessen an Alter und Entwicklungsstand des Kindes nicht hinreichend ausgereift, um beispielsweise komplexe Syntax zu verstehen, muss dieses im Rahmen einer Sprachtherapie zunächst aufgebaut werden. Gerade bei jüngeren Kindern ist es normal, dass Geschichten ab einer gewissen sprachlichen Komplexität nicht vollständig erfasst werden können. Daher sollte in der pädagogischen und therapeutischen Arbeit und auch in der Elternberatung stets darauf geachtet werden, dass zum Erzählen und Vorlesen altersgerechte Materialien angeboten werden.

Eine weitere Dimension stellt das Geschichtenverständnis an sich dar. Dieses geht über die reine Sprachverarbeitung hinaus und meint das inhaltliche und strukturelle Durchdringen einer Erzählung. Wie im Unterkapitel *Voraussetzungen für den Erzählerwerb* bereits erläutert, involviert das Erzählen unterschiedliche kognitive Prozesse. Dies ist beim Geschichtenverständnis nicht minder der Fall, da ein*e Hörer*in stets den Aufbau, die Details und die Protagonist*innen einer Geschichte nachvollziehen und mental präsent halten muss. Untersuchungen zeigen, dass eine Geschichte häufig erst dann vollständig erfasst werden kann, wenn das Kind sich ausreichend gut in die Protagonist*innen hineinversetzen kann, um deren Intentionen und Emotionen zu verstehen. Durch dieses tiefer gehende und empathische Verständnis wird eine Geschichte für das Kind automatisch interessanter und wird auch dann verstanden, wenn der Erzählinhalt in gewissem Maße von der kindlichen Lebensrealität abweicht. Während ein jüngeres Kind vor allem Erzählungen schätzt, bei denen es sich um vertraute Situationen handelt (bspw. dass alle Menschen und Tiere schlafen gehen müssen), können Geschichten für ältere (Schul-)Kinder häufig gar nicht weit genug in fremde Welten und Kulturen abtauchen. Alles Neue wird in diesem Alter als sehr spannend erlebt, wenn das Geschichtenverständnis hinreichend entwickelt ist.

Gerade bei kindlichen Zuhörenden umfasst das Geschichtenverständnis noch weitere kognitive Anforderungen wie beispielsweise eine hinreichende Aufmerksamkeitsleistung oder die Hemmung der eigenen Sprache. Während ältere Kinder bereits längere Zeit einer Erzählung lauschen können, werden jüngere Kinder schneller abgelenkt oder greifen mit Kommentaren und Rückfragen der Handlung vor. Dies ist Teil der normalen Entwicklung und sollte als Interesse an den Erzählinhalten ausgelegt werden.

Das Geschichtenverständnis ist eine Voraussetzung, um eigene Erzählungen strukturiert aufbauen zu können. Wie in vielen Bereichen lernen Kinder von älteren Erzählvorbildern und integrieren das Erlebte in ihre eigenen Narrationen. Ein Beispiel hierfür ist, dass Kinder in einem gewissen Alter Geschichten häufig mit „Es war einmal ..." beginnen, weil sie dies aus Erzähl- und Vorlesekontexten so kennen. Das Geschichtenverständnis ist jedoch nicht nur eine Voraussetzung für das mündliche Erzählen, sondern auch für das spätere sinnentnehmende Lesen. Eine Überprüfung des Geschichtenverständnisses findet in der Regel in Form von Textverständnisfragen oder Nacherzählungen statt. Verfahren, die diese Fähigkeiten überprüfen, werden im Kapitel *Die kindliche Erzählfähigkeit im Kontext der Sprachtherapie* im Überblick vorgestellt.

| Rahmenbedingungen für eine gelingende Erzählarbeit

Therapeutische oder schulische Settings, in denen mit Kindern erzählt wird, unterscheiden sich aufgrund ihrer Zielsetzung deutlich von natürlichen Erzählsituationen, in denen es nur um den Inhalt des Gesagten geht. Damit Erzählförderung gelingt, ist es sinnvoll, sich an gewissen Rahmenbedingungen zu orientieren, die eine natürliche Erzählsituation ausmachen. Diese werden im Folgenden anhand einiger Beispielszenarien verdeutlicht. Anschließend werden Tipps für eine gelingende Einbindung der Bezugspersonen des Kindes gegeben.

Die Haltung des*der erwachsenen Erzählpartners*in

Die Haltung des*der erwachsenen Erzählpartners*in ist von immenser Bedeutung, wenn es darum geht, eines oder mehrere Kinder für das Erzählen zu begeistern und die kindlichen Erzählkompetenzen anzuregen. Die folgenden Szenarien sollen dies verdeutlichen:

Szenario 1.

Frau Seifert ist Logopädin. Ihr siebenjähriger Patient Leo hat eine Sprachentwicklungsstörung, die sich auf allen sprachsystematischen Ebenen zeigt. Er kommt einmal in der Woche zur Sprachtherapie, was Frau Seifert angesichts der Schwere der Beeinträchtigung eigentlich für zu selten hält. Die beiden erarbeiten nun seit fünf Therapieeinheiten die Produktion von einfachen, aber vollständigen Geschichten. Leo hat hier noch deutliche Schwierigkeiten. Die beiden haben für die Erzählübung zehn Minuten Zeit zur Verfügung. Leo würfelt mit den Erzählwürfeln folgende Impulswörter: Giraffe mit kurzem Hals, im Meer, ein Dieb. Leo überlegt lange. Als ihm schließlich etwas einfällt, sind schon 10 Minuten vergangen. Frau Seifert wird zunehmend ungeduldig.

Frau Seifert möchte die Therapiezeit optimal nutzen. Ihre Ungeduld wirkt in diesem Kontext jedoch nicht ermutigend auf Leo und verstärkt seine zögerliche Erzählweise möglicherweise unbewusst.

Szenario 2:

Herr Lukas führt jeden Montagmorgen einen Erzählkreis mit seiner zweiten Klasse durch, in dem die Schüler*innen über ihre Erlebnisse am Wochenende erzählen sollen. Er hat dafür 30 Minuten Zeit. Er legt besonderen Wert darauf, dass alle Kinder zu Wort kommen und sich trauen, in angemessener Lautstärke vor den Klassenkameraden zu sprechen. Nach etwa 10 Minuten wird die Klasse häufig unruhig. Manche Kinder beginnen mit ihren Sitznachbar*innen andere Gespräche; andere schauen abwesend aus dem Fenster.

*Herr Lukas zeigt zwar mit der Durchführung eines Erzählkreises, dass ihm die mündlichen Erzählkompetenzen seiner Schüler*innen wichtig sind. Die starre Einhaltung des Zeitplans und die Regel, dass jedes Kind zu Wort kommen muss, mindern jedoch die Freude der Schüler*innen an der Erzählsituation.*

Szenario 3:

Lea war mit ihren Eltern in den Sommerferien in Italien. Ihre Oma hat einen Wanderurlaub in den Bergen gemacht. Nun sind beide wieder zurück und freuen sich über ihr Wiedersehen. Sie machen es sich mit einem Eis an ihrem Lieblingsplatz im Garten gemütlich und erzählen sich gegenseitig, was sie erlebt haben.

Durch das vertraute Verhältnis der Gesprächspartnerinnen herrscht auf beiden Seiten ein ehrliches Interesse an den Erzählungen des anderen. Dadurch findet das Gespräch eigenmotiviert und auf Augenhöhe statt.

Die Szenarien 1 und 2 zeigen eine destruktive Haltung des*der Erwachsenen auf. Beide Situationen sind von Erwartungen und Leistungsdruck geprägt. Der*die Erwachsene nimmt eine belehrende, bewertende Haltung ein. Er*sie entscheidet auch über die Dauer der einzelnen Erzählsegmente und darüber, wer erzählt. Sogar die Wahl des Themas obliegt der*dem Erwachsenen. Hinzu kommt, dass nur die Kinder erzählen, der*die Erwachsene jedoch nicht.

Betrachtet man dagegen die natürliche Erzählsituation in Szenario 3, sieht man ein ganz anderes Setting und eine ganz andere Haltung: Hier zeigen beide Gesprächspartnerinnen echtes Interesse an der Erzählung der anderen. Die Kommunikation basiert auf gegenseitig entgegengebrachter Wertschätzung und Vertrauen. Die beiden begegnen sich auf Augenhöhe und bewerten sich nicht. Jede Person entscheidet selbst, worüber sie spricht und wann die Unterhaltung beendet wird.

Fazit:

Um Kinder für das Erzählen zu begeistern, sollten sich die erwachsenen Gesprächspartner*innen an einer natürlichen Gesprächssituation orientieren. Das bedeutet,

- alle begegnen sich auf Augenhöhe und bewerten nicht
- der*die Erwachsene hört aktiv zu und interessiert sich wirklich für das Erzählte
- auch der*die Erwachsene erzählt etwas von sich
- niemand muss erzählen
- Erwachsene*r und Kinder entscheiden gemeinsam über Thema und Dauer

Gelingt es, dies auch in Schule und Therapie zu etablieren, hat man gute Chancen, den Kindern Freude am Erzählen zu vermitteln, und baut eine Vertrauensbasis aus, die das lockere, freie Erzählen überhaupt erst ermöglicht.

Elternberatung

In der Förderung der Erzählfähigkeit können Angebote im häuslichen Rahmen einen großen Effekt haben. Es lohnt sich, Eltern in diesem Bereich einzubeziehen, sie zu beraten und ihnen konkrete Tipps an die Hand zu geben. Eltern oder andere enge Bezugspersonen des häuslichen Umfelds haben einen klaren Vorteil gegenüber Angehörigen von Fachdisziplinen: Innerhalb der Familie können Erzählungen auf ganz natürliche Weise entstehen, ohne dass die Situation einen Übungscharakter erhält. So ist es etwas völlig Normales, sich gegenseitig zu erzählen, was einen bewegt oder was man erlebt hat. Bedingungen für das Gelingen sind auch hier ein echtes Interesse an den Geschichten und gegenseitige Wertschätzung

Auch wenn es vorkommen mag, dass Eltern im Rahmen der Hausaufgabenbetreuung mit ihren Kindern konkrete Übungen rund um Narrationen machen oder Aufgaben kontrollieren und korrigieren, sollte der Schwerpunkt häuslicher Förderung ohne diesen Übungscharakter auskommen. Aufgabe von Eltern sollte es vielmehr sein, ihre Kinder für das Erzählen zu begeistern.

Eine Erzählkultur schaffen

Als es noch keine elektronischen Medien gab, saßen die Familien abends oft zusammen und haben sich unterhalten. Dies wird in der heutigen Zeit zunehmend durch den Fernseher oder das Internet ersetzt. Es hilft Kindern, wenn Eltern sich dies bewusst machen und dem Erzählen innerhalb des Familienalltags wieder einen höheren Stellenwert geben. Alle Familienmitglieder sollten hier gleichwertige Erzählpartner*innen sein, die sich gegenseitig zuhören und nachfragen, aber auch von sich selbst erzählen. Nichts regt die eigene Erzähllust so sehr an wie

ein*e Gesprächspartner*in, der*die selbst auch etwas von sich preisgibt. Wichtig ist, dass nicht korrigiert und nicht gewertet wird. Jede Geschichte bzw. jeder Redebeitrag wird geschätzt. Es sollte kein Druck ausgeübt werden. Wenn ein Kind nichts erzählen möchte oder kann, ist das genauso in Ordnung wie ein sehr großer Redeanteil eines Kindes. Die Eltern können hierbei auch eine moderierende Funktion übernehmen.
Als weiterer Vorteil des gemeinsam verbrachten Alltags kann der Zeitpunkt des Erzählens individuell ausgewählt oder spontan angesetzt werden. Viele Familien nutzen gemeinsame Mahlzeiten oder Autofahrten oder bauen eine Erzählsequenz in das Abendritual ein.

Erlebnisse liefern Erzählstoff

Um mit Kindern Geschichten über deren Erlebnisse, Wünsche oder Gedanken zu erzählen, ist es sehr hilfreich, wenn Kinder im Alltag ein abwechslungsreiches Programm erleben. Wer aktiv am Leben teilnimmt und vielfältige Erfahrungen sammelt, hat danach auch etwas zu erzählen. Erzählstoff entsteht automatisch, wenn Kinder aktiv die Welt entdecken, wenn sie in vielen verschiedenen Situationen ihr Weltwissen erweitern können und wenn sie unterschiedlichsten Tätigkeiten mit allen Sinnen nachgehen können. Besonders wertvoll ist es, wenn sie dabei (zumindest zeitweise) von einer*m neugierigen, interessierten Erwachsenen begleitet werden. Dies schafft gemeinsame Erlebnisse, über die man dann später berichten kann. Hier geht es nicht darum, aufwendige Ausflüge zu machen und viel Geld und Zeit zu investieren. Es reicht völlig aus, wenn den Kindern Gelegenheit und Raum gegeben wird, die kleinen Dinge des Lebens zu entdecken.

B

Beispiel:

Lukas und sein Bruder Tim liegen auf der Wiese und schauen sich die Grashalme aus der Nähe an. Da sehen sie einen Käfer, der ganz oben an der Spitze eines Grashalms hängt. Es wirkt so, als käme der Käfer dort nicht mehr von alleine weg. Lukas hält ihm ein Stöckchen hin, auf das der Käfer dann klettert. Mit Stock und Käfer laufen die Brüder zu ihrem Vater, um ihm von der Rettungsaktion zu erzählen. Dieser hört interessiert zu und fragt die Kinder, was der Käfer denn jetzt braucht, um sich zu erholen. Lukas und Tim sind sich einig: Der Käfer, den sie ab jetzt Kasimir nennen wollen, braucht ein Haus. Der Vater holt einen alten Schuhkarton, Schere und Kleber. Lukas sammelt noch Gras für den Fußboden. Dann beginnen sie für Kasimir eine Behausung zu basteln. Als die Mutter dazu kommt, haben sie einiges zu erzählen.

Miteinander spielen

Das gemeinsame Spiel bietet Eltern eine weitere sehr wirkungsvolle Möglichkeit, ihre Kinder beim Erwerb von Erzählkompetenzen zu unterstützen. Im freien Spiel lernen und praktizieren Kinder das Erfinden zusammenhängender, sich gegenseitig bedingender Handlungen, d. h. sie erfinden und spielen Geschichten, ohne diese auszuformulieren.
Eltern sollten sich auf Spielsettings einlassen, die das Kind gerne mag. Wichtig ist, dass der*die Erwachsene sich für eine Weile komplett auf dieses Spiel einlässt und parallele Aktivitäten unterlässt. Nur so kann ein Spielfluss entstehen und das Kind kann seiner Fantasie freien Lauf lassen. Ein weiterer wichtiger Aspekt ist, dass der*die Erwachsene nicht zu dominant auftritt. Wenn das Kind dazu in der Lage ist, sollte es selbst über den Verlauf des Spiels entscheiden. Die Aufgabe des*der Erwachsenen ist es, eigene Ideen zurückzuhalten, es sei denn, das Kind wünscht es explizit anders.

Der Einsatz von Medien

Klassiker der Erzählförderung sind das gemeinsame Betrachten von Bilderbüchern oder das Vorlesen von Geschichten. Neben dem klassischen Vorlesen gibt es noch die Möglichkeit, die Kinder beim dialogischen Lesen aktiver einzubinden (für eine genauere Beschreibung s. Kap. *Rahmenbedingungen für eine gelingende Erzählarbeit*). Für die Förderung zu Hause ist dies nicht immer praktikabel. Gut ist es, wenn Eltern beide Varianten kennen und dann jene Herangehensweise wählen, die am besten zu ihnen passt.
Ferner ist es sinnvoll, in der Elternarbeit das Thema Fernsehen zu behandeln. Manche Eltern meinen, es sei für die Sprachentwicklung förderlich, Kinder häufig fernsehen zu lassen. Eltern sollten darüber informiert werden, wie viel Kinder in welchem Alter maximal fernsehen sollten und vor allem, welche Sendungen unbedenklich sind. Wenn Kinder zu viel fernsehen, haben sie nicht nur Schwierigkeiten, das Gesehene angemessen zu verarbeiten. Hinzu kommt, dass die Zeit für andere sinnvollere Aktivitäten fehlt. Wenn Eltern die Empfehlungen von Medienexperten bezüglich Dauer und Art der Sendung befolgen (s. *Liste mit nützlichen Internetseiten*) und gemeinsam mit ihren Kindern fernsehen, dann haben sie die Möglichkeit, das Gesehene mit ihren Kindern zu besprechen und nachzubereiten. Diese Nachbereitung kann z. B. so aussehen, mögliche Fragen zu klären und das Gesehene noch einmal einer dritten Person zu erzählen. Angelehnt an die Literacy-Aktivitäten im Kindergarten wäre es auch denkbar (s. Kap. *Methodenkoffer für das mündliche Erzählen*), dass Kinder und Eltern sich eine zur Sendung passende Aktivität überlegen (z. B. ein Bild malen oder ein Theaterstück spielen).

Methodenkoffer für das mündliche Erzählen

Um kindliche Erzählkompetenzen zu fördern, braucht man zunächst einen Erzählanlass. Teilweise ist dies leicht zu erreichen und die betreffenden Kinder sprudeln über vor lauter Mitteilungsdrang. Häufig stellt aber genau dies die erste große Hürde dar: *Wie kann man dem Kind das Erzählen schmackhaft machen und wie findet man ein gutes Thema?* Im Folgenden werden verschiedene Methoden und Hilfsmittel vorgestellt, die das Erzählen anregen und sowohl für die Sprachtherapie als auch für jeden pädagogischen Kontext geeignet sind. Das Setting sollte in diesem Fall jeweils an den zutreffenden Personenkreis angepasst werden.

Auf die richtige Frage kommt es an

Wenn man mit Kindern Geschichten über deren Erlebnisse, Wünsche und Gedanken erzählen möchte, ist es von großer Bedeutung, welche Fragen gestellt werden. Ein simples „Wie war dein Wochenende?" lässt viele Kinder verstummen. Offene, konkrete Fragen hingegen regen die Erzählfreude an.

B

Beispiele für Fragen, die das mündliche Erzählen über eigene Erlebnisse, Wünsche oder Gedanken anregen:

Fragen, in denen gezielt eine Emotion thematisiert wird:
- Worüber hast du schon mal so richtig gelacht?
- Worüber warst du mal sehr verwundert?
- Bist du schon mal so richtig wütend gewesen?
- Wann hat dir mal jemand eine große Freude bereitet?
- Was ist das Aufregendste, was du in der letzten Zeit erlebt hast?

Fragen, die auf konkrete Ereignisse/Erinnerungen abzielen:
- Was habt ihr an deinem schönsten Ferientag erlebt?
- Was ist bei deiner Geburtstagsparty am Wochenende passiert?
- Was hat dir deine Oma aus ihrer Kindheit erzählt?
- Wovor hattest du Angst, als du noch im Kindergarten warst?

Fragen, die Kinder zum Nachdenken anregen:

- Was würdest du planen, wenn du mit deiner Familie einen Wunschurlaub umsonst machen könntest?
- Welchen Wunsch würdest du dir von einer guten Fee erfüllen lassen?
- Was würdest du tun, wenn du wie im Märchen einem bösen Wolf begegnen würdest?
- Wie wäre das Leben, wenn du auf einem anderen Planeten leben würdest?

(in Anlehnung an Döpfner, 2019 und Damm, 2019)

Der Umgang mit Büchern

In der Kindergarten- und Grundschulpädagogik nimmt die sogenannte Literacy einen wichtigen Platz ein und bezeichnet das Heranführen der Kinder an das (gemeinsame) Lesen und an Literatur. Neben anderen Schwerpunkten geht es hier um die Arbeit an Büchern und Bilderbüchern. Literacy-Projekte eignen sich hervorragend, um Geschichten mit allen Sinnen zu erfassen und auf diese Weise zu einem tieferen Verständnis der Inhalte zu kommen. Bei Literacy-Projekten steht für eine gewisse Zeit eine bestimmte Geschichte im Fokus. Diese wird immer wieder vorgelesen oder erzählt; zugehörige Bilder werden immer wieder betrachtet. Darauf aufbauend werden Übungen und Spiele aus unterschiedlichsten Bereichen durchgeführt. In einem Literacy-Projekt zur *Kleinen Raupe Nimmersatt* könnte beispielsweise das Herstellen eines Obstsalats, ein erster Umgang mit Zahlen, das Auffädeln von Perlen zu einer Raupe, das Nachspielen der Geschichte mit Figürchen o. Ä. auf der Agenda stehen. Das wiederholte Erzählen der Geschichte und die Nachbereitung in verschiedenen Modalitäten wirken sich auch positiv auf die produktiven Fähigkeiten eines Kindes aus. Literacy-Projekte lassen sich nicht nur in der Schule, sondern auch im therapeutischen Setting zur Förderung der Erzählfähigkeit einsetzen.

Im Rahmen dieser Projekte wird häufig auch das dialogische Lesen angewendet, eine Variante zum klassischen Vorlesen. Während bei Letzterem das oder die Kinder ruhig sind und zuhören, findet beim dialogischen Lesen ein Rollentausch statt. Hier ist es explizit erwünscht, dass der Redeanteil des Kindes möglichst hoch ist. Das Kind wird ermuntert, die Geschichte in eigenen Worten zu erzählen. Der*die Erwachsene hingegen hört aktiv zu, stellt Fragen, gibt Impulse und erweitert die Aussagen des Kindes. Wichtig ist hierbei der gemeinsame Aufmerksamkeitsfokus, der durch die Erklärungen des Kindes hergestellt werden soll. Im Kontext der Arbeit an kindlichen Erzählkompetenzen liegt der Vorteil des dialogischen Lesens gegenüber dem klassischen Lesen auf der Hand: Kinder werden Schritt für Schritt an das selbstständige Verbalisieren von Geschichten herangeführt.

Anregende Erzählmaterialien

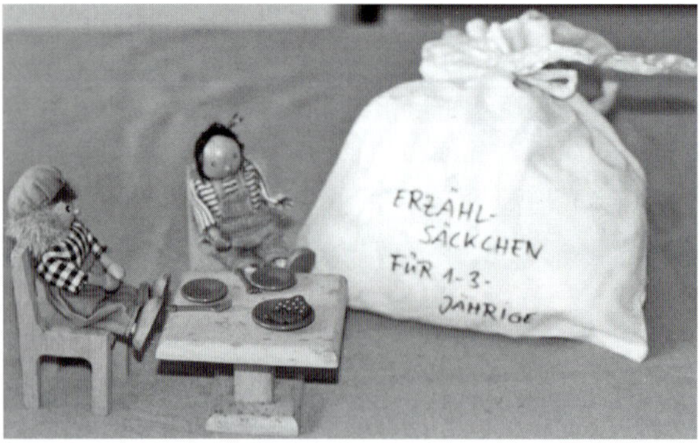

Abb. 6: Ein Geschichtensäcken mit Inhalt für Kinder bis 3 Jahre

Erzählmaterialien, mit denen Kinder Geschichten auch visuell wahrnehmen und mit deren Hilfe sie die Handlungen nachspielen können, eignen sich sehr gut für die Erzählförderung. Gute Möglichkeiten sind hier z. B. ein Puppentheater, Fingerpuppen oder andere Spielzeuge.

Im Folgenden sollen beispielhaft drei sehr anregende, motivierende Erzählmaterialien vorgestellt werden:

Geschichtensäckchen sind Stoffbeutel, in denen sich Spielgegenstände oder Figuren befinden, mit denen man eine Geschichte erlebbar machen kann (Beispiel s. Abb. 6). Im Geschichtensäckchen „Die kleine Raupe Nimmersatt" befinden sich beispielsweise neben einer Raupe auch diverse Obstsorten und ein Schmetterling. Der*die Erzählende spielt parallel zur sprachlichen Darbietung der jeweiligen Geschichte mithilfe der Utensilien die Handlung nach. Indem die Kinder die Weiterentwicklung der Geschichte auch visuell und gegebenenfalls taktil wahrnehmen können, wird das Gehörte wesentlich besser verstanden und intensiver wahrgenommen. Die Geschichte zieht die Kinder mehr in ihren Bann als eine reine Vorlesegeschichte, und ermöglicht es so auch kleineren Kindern, für eine Weile aufmerksam zu bleiben. Eine Variante für Kinder ab dem Kindergartenalter ist, dass sie selbst die Figuren setzen, während der*die Erzählende die Geschichte vorträgt.

Dieses Material lässt sich auch gut bei Vorschul- und Grundschulkindern einsetzen. Hier ist das Prozedere insofern anders, als dass der*die Erzähler*in nur eine Impulsgeschichte vorliest, auf deren Basis die Kinder sich dann den weiteren Verlauf der Handlung selbst überlegen. Der Schwierigkeitsgrad lässt sich variieren, indem man entweder Gegenstände in die Geschichtensäckchen packt, die gut zur Impulsgeschichte passen und eine logische Weiterentwicklung damit vereinfachen. Oder indem man bewusst Objekte wählt, die auf den ersten Blick nicht gut zur Geschichte passen und den Kindern etwas mehr Fantasie abverlangen.

Das Kamishibai ist ein japanisches Erzähltheater. Einem Puppentheater ähnlich handelt es sich um einen Kasten, der zu einer Seite bis auf einen Rahmen geöffnet ist. Hier kann man große Bilder hineinstellen, mit denen man Kindern eine Geschichte erzählen kann. Wie bei einem Bilderbuch wechselt der*die Erzählende das Bild im Verlauf der Geschichte mehrfach aus. Wie auch bei den Geschichtensäckchen profitieren Kinder sehr von den visuellen Reizen, die noch zusätzlich zur auditiv dargebotenen Geschichte angeboten werden. Das Kamishibai zieht viele Kinder auf besondere Weise in seinen Bann. Dies wird noch verstärkt, wenn der*die Erzählende eine be-

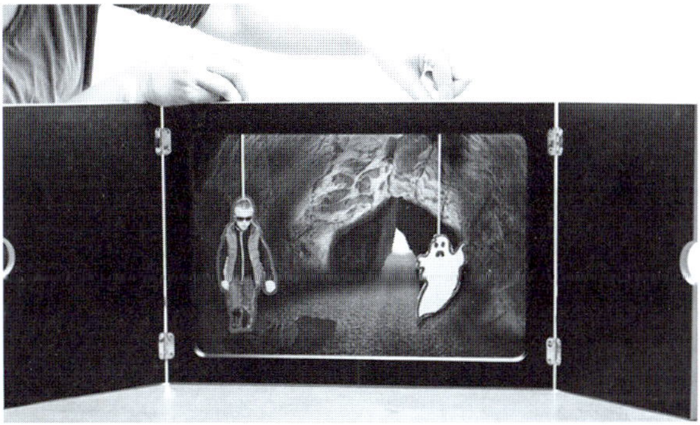

Abb. 7: Erzählen einer Gruselgeschichte mit dem Kamishibai und selbst erstellten Stabfiguren (Kamishibai und Hintergrundbild: Don Bosco Medien GmbH)

sondere Theater-Atmosphäre kreiert, beispielsweise durch das Schlagen eines Gongs zu Beginn der Geschichte oder durch das Aufbauen eines besonders schönen Sitzbereichs für die Kinder. Die Bilder lassen sich kommerziell erwerben, aber auch mit einfachen Mitteln selbst erstellen. Ältere Kinder erfinden mit dem Kamishibai ihre eigenen Geschichten und nutzen dann die Bühne, um sie vorzustellen. Eine andere Variante ist es, einfach eine Karte mit einem Hintergrund aufzustellen und dann mithilfe von selbst gebastelten Stabfiguren eine Geschichte zu spielen. In unserem Beispiel (Abb. 7) wurde beispielsweise als Hintergrund ein Höhlenmotiv aufgestellt und es wurden zwei Stabfiguren eingesetzt: eine zeigt das erzählende Kind, die andere einen Geist. Die Geschichte vom Abenteuer in der Gruselhöhle wird auf diese Weise besonders gut illustriert. Auch Fotos von persönlichen Erlebnissen, z. B. einem Ausflug in den Zoo, können hier ideal in Szene gesetzt werden.

Die Erzählschiene ist ein längliches Holzbrett mit über die gesamte Breite parallel verlaufenden Rillen (s. Abb. 8), in die man Pappfiguren oder Fotos hineinstellen kann. Der Grundgedanke bei diesem Material ist, dass Kinder ihre eigenen Figuren, Requisiten und Kulissen aus Pappe herstellen und in die Führungsrillen setzen, sodass eine

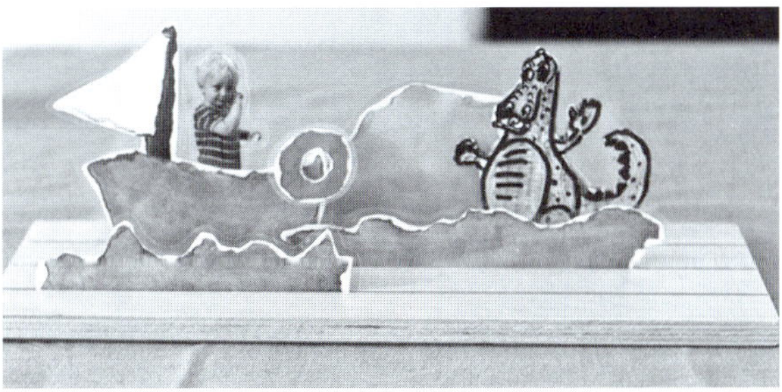

Abb. 8: Geschichte von einem Drachenabenteuer, dargestellt mithilfe einer Erzählschiene und selbst erstellten Protagonisten (Erzählschiene und Kulisse: Don Bosco Medien GmbH)

3D-Theaterbühne entsteht. Die Figuren lassen sich dann im Verlaufe der Geschichte passend zur Handlung bewegen und versetzen.

Die Vielzahl unterschiedlicher Materialien und Methoden ermöglicht es, immer wieder neue Förderideen zu entwickeln. Die hier vorgestellten Beispiele zeigen, dass sowohl auf verschiedene Interessen der Kinder als auch auf ein unterschiedliches Entwicklungsalter eingegangen werden kann. Einige Materialien eignen sich auch dafür, mit den Kindern bekannte Inhalte aus Film und Fernsehen zu verarbeiten, beispielsweise indem die Erlebnisse der Figuren gemeinsam weitergesponnen werden. Dadurch gelingt es häufig, auch Kinder zum Erzählen anzuregen, die im Alltag viele elektronische Medien konsumieren. Verschiedene Verlage bieten zudem impulsgebende Spielmaterialien wie Situationskarten oder Erzählwürfel an, die teilweise thematisch auf die Hobbys und Lebensumstände der Kinder abgestimmt sind.

Während in diesem Abschnitt Materialien und Methoden für unterschiedliche Kontexte vorgestellt wurden, behandeln die beiden nächsten Kapitel spezifische Methoden für die Sprachtherapie und Erzählarbeit in der Schule separat. Trotz der thematischen Trennung im Buch profitieren Lehrer*innen sicher auch von den Ideen aus dem Kapitel für die Sprachtherapie. Ebenso können Sprachtherapeut*innen einzelne Elemente aus dem Schulkapitel in ihre Behandlung einbetten.

Die kindliche Erzählfähigkeit im Kontext der Sprachtherapie

Sprachförderung oder Sprachtherapie?

Die Abgrenzung zwischen einer Sprachförderung und der Indikation für eine Sprachtherapie ist häufig schwierig und wird in der wissenschaftlichen Literatur kontrovers diskutiert. Zielgruppe der Sprachförderung sind in Kindertageseinrichtungen oder Schulen vor allem Kinder, die aufgrund ihrer Herkunft oder ihres sozialen Umfeldes von Benachteiligung bedroht sind und ihre sprachlichen Möglichkeiten (noch) nicht voll ausschöpfen. Die Sprachförderung findet in der Regel in Kleingruppen durch eine Sprachförderkraft mit Weiterbildung statt. Kinder, bei denen die Sprachverarbeitung an sich beeinträchtigt ist und eine Therapieindikation durch den Kinderarzt festgestellt worden ist, erhalten Sprachtherapie im Einzelsetting.

Gerade im Bereich des Erzählens ist es häufig der Fall, dass Grundschullehrer*innen die eingeschränkte Erzählfähigkeit von Kindern auffällt und sie dieses Defizit im Rahmen des Unterrichts in gewissem Umfang ausgleichen können (s. Kap. *Erzählkompetenzen im Unterricht gezielt erarbeiten*). Gleichzeitig kann dies jedoch auch Kinder betreffen, die weitere sprachliche Defizite haben und bereits Sprachtherapie erhalten oder diese benötigen. Obwohl der Schwerpunkt der Behandlung meistens eher auf den Ebenen Phonologie, Semantik-Lexikon oder Morpho-Syntax liegt, besteht für einige Kinder auch die Notwendigkeit einer Therapie der Erzählfähigkeit. Hierzu bedarf es der Feststellung einer therapeutischen Indikation anhand einer Diagnostik sowie der Auswahl entsprechender Therapieverfahren, die im Folgenden kurz vorgestellt werden. Die Gewichtung der narrativen Ebene in der Therapie sollte hierbei für jedes Kind individuell gewählt werden; bei einigen Kindern kann es sinnvoll sein, dass der*die Therapeut*in beispielsweise zum Abschluss eines Behandlungsabschnitts oder auch am Ende jeder Stunde einzelne narrative Übungen mit dem Kind durchführt. Ein typisches Beispiel hierfür wäre die Verankerung zuvor erarbeiteter grammatischer Strukturen (z. B. Nebensatzkonstruktionen mit einleitenden Konjunktionen) auf narrativer Ebene. Stärkere Einschränkungen der Erzählfähigkeit, die die kommunikative Teilhabe des Kindes beeinträchtigen, können auch die Indikation ergeben, eine gesamte Therapiephase (z. B. 10 Behandlungen) auf die Narration auszurichten. Dies ist besonders bei älteren Kindern wahrscheinlich, da narrative Defizite im Schulalter als Kardinalsymptom einer Sprachentwicklungsstörung eingeordnet werden.

Diagnostik

Auffälligkeiten in der Erzählfähigkeit zeigen sich im direkten Kontakt mit dem Kind häufig bereits im Eingangsgespräch oder im Rahmen einer Spontansprachanalyse. Eine strukturierte Erhebung der Erzählfähigkeit ist jedoch zur Ableitung einer Therapieindikation unbedingt notwendig. Hierzu gibt es bereits einige Verfahren, die für den deutschen Sprachraum geeignet sind oder sogar dort entwickelt wurden. Diese sollen im Folgenden kurz vorgestellt werden. Tabelle 4 am Ende dieses Unterkapitels gibt einen Gesamtüberblick sowie eine Zusammenfassung der wichtigsten Merkmale für das jeweilige Verfahren. Die meisten Diagnostikinstrumente im Bereich des Erzählens bieten einen guten Überblick, unterliegen aber eher der testtheoretischen Absicherung eines orientierenden Verfahrens. Die Auswertungsmöglichkeiten gehen meistens nicht über einen Punktescore oder eine qualitative Auswertung anhand einiger Kriterien hinaus, da eine Normdatenerhebung im großen Umfang für den deutschsprachigen Raum bisher noch für kein standardisiertes Erzählinstrument vorliegt.

Die meisten Erzählverfahren erheben die narrativen Fähigkeiten mithilfe einer Nacherzählung anhand kontrollierten Bildmaterials. Ein erster Eindruck von der Erzählfähigkeit kann häufig bereits durch eine kurze Bildergeschichte gewonnen werden, wie sie beispielsweise in der Diagnostikbatterie der PDSS (Patholinguistische Diagnostik bei Sprachentwicklungsstörungen; Kauschke & Siegmüller, 2009) enthalten ist. Diese umfasst vier farbige Abbildungen, die beim untersuchten Kind eine kurze Erzählung über einen Jungen und seine Katze, die eine Vase zerbricht, evozieren sollen. Hierbei gibt es drei handelnde Protagonisten: den Jungen, die Katze und die Mutter des Jungen. Da die Geschichte kurz ist und nur wenige Handlungselemente erfasst, sind erste Einblicke in die Erzählfähigkeit des Kindes möglich (z. B.: Führt es die Protagonist*innen ein und beschreibt es das Setting? Wird der zentrale Konflikt der Geschichte mit Lösungsversuch dargestellt?). Treten hier Auffälligkeiten auf, sollte für einen genaueren Einblick ein ausführlicheres Testverfahren gewählt werden.

Entsprechendes Bildmaterial bieten zwei kostenlose Verfahren, die für den englischsprachigen Raum konzipiert wurden. Das ENNI (Edmonton Narrative Norms Instrument; Schneider et al., 2005) testet die mündliche Erzählfähigkeit des Kindes und umfasst sechs Bildergeschichten in unterschiedlicher Komplexität. Alle Abbildungen sind schwarz-weiß und im Comicstil gehalten. Die A-Reihe dreht sich um die Protagonisten Elefantin und Giraffe, die B-Reihe um einen Hund und einen Hasen. Das Kind darf sich das Bildmaterial der jeweiligen Geschichte in Ruhe ansehen. Anschließend wird es gebeten, anhand der Bilder eine Geschichte zu erzählen. Die A- und B-Reihe können als Parallelversionen zur Verlaufsdiagnostik verwendet werden. Das ENNI bietet dabei neben dem Bildmaterial auch englischsprachige Normen zur Textgrammatik und zur Einführung von Protagonisten sowie eine Kalkulationstabelle zur syntaktischen Komplexität. Zusätzlich liegen eine Übungsgeschichte und englischsprachige Textverständnisfragen zu einigen Geschichten vor.

Für den Einsatz mit mehrsprachigen Kulturen oder bei Kindern mit Migrationshintergrund ist das MAIN (Multilingual Assessment Instrument for Narratives) besonders geeignet. Es testet die mündliche Erzählfähigkeit von Kindern in einem sehr ähnlichen Untersuchungsablauf wie im ENNI. Im Rahmen einer Modellgeschichte kann auch das Geschichtenverständnis anhand von Verständnisfragen überprüft werden. Das MAIN umfasst in der Standardversion vier farbig gezeichnete Bildergeschichten mit jeweils sechs Abbildungen und zwei bis fünf Protagonisten (ansteigende Komplexität). Zu jeder Geschichte gibt es jedoch auch kulturell faire Variationen, z. B. mit einem schwarzen Protagonisten oder in einer Variante, in der keine (Schweinefleisch-) Würstchen vorkommen. Im kostenlos verfügbaren deutschsprachigen Manual sind zudem Protokolle und Bewertungsbögen sowie ausformulierte Beispielerzählungen und ein Anamnesefragebogen für Eltern enthalten.

Eine weitere Möglichkeit zur Bewertung mündlicher Erzählungen, die anhand von Bildergeschichten erhoben wurden, bietet das NSS (Narrative Scoring Scheme; Miller et al., 2003). Dieses kriterienbasierte Verfahren ermöglicht die Evaluation der Textgrammatik und einiger Aspekte der Mikrostruktur anhand eines Punktesystems (Bsp. Kriterium *Schlussfolgerung* auf unausgereiftem [1 P.], mittelgutem [3 P.] oder ausgereiftem Entwicklungsstand [5 P.]). Das NSS beinhaltet Beispielkriterien für unterschiedliche Bilderbücher. Das wohl bekannteste Buch ist hierbei die sogenannte *Frog Story* (Frog, where are you?; Mayer, 2003). Dabei handelt es sich um ein nonverbales Bilderbuch mit 24 schwarz-weißen Abbildungen, in dem die Geschichte eines Jungen erzählt wird, dessen Frosch aus seinem Glas ausreißt. Der Junge und sein Hund machen sich daraufhin auf die spannende Suche. Das Buch ist mit knapp zehn Charakteren recht komplex und wird häufig in internationalen Untersuchungen zur Erzählfähigkeit als Bildmaterial genutzt. Durch die variablen Einsatzmöglichkeiten des NSS mit unterschiedlichem Bild- und Erzählmaterial kann die Diagnostik bei gleichbleibenden Kriterien als einziges Verfahren an unterschiedliche Entwicklungsstände und Hintergründe des untersuchten Kindes angepasst werden. Es findet auch im Forschungskontext durch die Nutzung adaptierter deutschsprachiger Versionen und individueller Materialien häufig Anwendung.

Schelten-Cornish (2015) legte mit dem Informellen Screening der Erzählfertigkeiten ein ausführliches Material zur Bewertung der Erzählfähigkeit vor. Anders als in den zuvor genannten Verfahren wird das Kind hier gebeten, auf Basis jeweils eines Fotos oder Bildes, das es frei wählen kann, drei Geschichten zu erfinden. Im Unterschied zur Verwendung von Bildergeschichten, die den Inhalt bereits vorgeben, müssen die Kinder hier in der Lage sein, sich selbst eine Geschichte auszudenken. Das Screening umfasst fünf Teilbereiche und überprüft als einziges vorgestelltes

Verfahren auch die schriftliche Erzählfähigkeit. Die Protokollbögen ermöglichen eine Bewertung der Kohäsion und Kohärenz sowie elementarer Voraussetzungen für das Erzählen (z. B. erkennbare Theory of Mind, Erzählreihenfolge, Gewichtung des Erzählten etc.). Zudem liegt ein Bewertungsbogen zur Einschätzung der sprachlichen Leistungen im Bereich der Semantik und Grammatik sowie der Rechtschreibung vor. Alle Bewertungsbögen werden anhand von Ja/Nein-Fragen qualitativ ausgefüllt. Das Screening ermöglicht aufgrund seines Aufbaus einen direkten Bezug zu den Inhalten im Therapiekonzept derselben Autorin (s. Unterkapitel *Therapiemethoden*). Eine Geschichte mit Verständnisfragen ermöglicht einen ersten Einblick in die rezeptiven Leistungen der Kinder.
Der ergänzende Beobachtungsbogen zur Entwicklung der Kohärenz findet Anwendung bei Kindern mit SES, die noch keine textgrammatischen Elemente produzieren und deren Leistungen somit nicht mithilfe der genannten Verfahren erfasst werden können. Hier werden Kriterien in den Äußerungen der Kinder beurteilt, die als Vorläuferfähigkeiten für das Produzieren von Geschichten mit textgrammatischen Elementen gelten: u. a. die linguistische Komplexität der Äußerungen, die Aktivität der Figuren, die Interaktion der Figuren untereinander sowie das Genre.

Die genannten Verfahren überprüfen die mündliche und schriftliche Erzählfähigkeit von Kindern anhand von Geschichten, die auf Basis von Bildmaterial frei erzählt wurden. Allerdings gehört zum Erzählen auch die interaktive Narration im Austausch mit anderen. Diese Fähigkeit kann in Kleingruppen oder im Klassenverband anhand des Verfahrens **DO-BINE** (Dortmunder Beobachtungsinstrument zur Interaktion und Narrationsentwicklung; Lengning et al., 2012) erhoben werden. Dazu werden im Gruppensetting zwei erzählanregende „Vorfälle" inszeniert: Im „Erbsen-Vorfall" leitet ein*e Testleiter*in ein Spiel an. Währenddessen fällt ihr*m das Material (eine Schüssel voller Erbsen) jedoch auf den Boden und alle Kinder sollen beim Aufsammeln helfen. Im „Keks-Vorfall" setzt sich ein*e Testleiter*in versehentlich auf einen Teller mit Keksen, weil sie*er angeblich nicht gesehen hat, dass der*die andere Testleitende sie auf den Stuhl gestellt hat. Anschließend wird den Kindern die Möglichkeit gegeben, diese Situationen einer Person zu erzählen, die während der Vorfälle nicht anwesend war. Ein großer Vorteil ist hierbei die Bewertung der spontanen Erzählweise und Interaktion, da die Kinder sich gegenseitig ergänzen und unterschiedliche Schwerpunkte setzen können. Allerdings eignet sich das Verfahren aufgrund der Anzahl der beteiligten Personen nicht unbedingt für die Sprachtherapie.

Tab. 4: Überblick aktueller Diagnostikinstrumente zur Erhebung der Erzählfähigkeit für den deutschsprachigen Raum

Verfahren	Material & Protagonisten	Alternative Versionen	Auswertung	Besonders geeignet für …
PDSS: Bildergeschichte (Kauschke & Siegmüller, 2009)	Eine Geschichte mit 4 farbigen Abbildungen, 3 Protagonisten	Nein	▪ Qualitativer Auswertungsbogen	Kinder mit SES bis 6;11
ENNI (Schneider, Dubé & Hayward, 2005) Für kostenfreien Download siehe nützliche Internetseiten am Ende des Buchs	6 Geschichten (schwarz-weiße Abb.) mit aufsteigender Komplexität: ▪ Stufe 1: 5 Abb., 2 Protagonisten ▪ Stufe 2: 8 Abb., 3 Protagonisten ▪ Stufe 3: 13 Abb., 4 Protagonisten	Ja, A-/B-Version, bestehend aus je 3 Geschichten	▪ Normen für das Englische: Textgrammatik (Story Grammar), Einführung der Protagonisten (First Mentions) ▪ Kalkulationstabelle zur syntaktischen Komplexität ▪ Textverständnisfragen	Kinder mit SES
MAIN (Gagarina et al., 2019) Kostenfreier Download möglich	4 Geschichten à 6 farbigen Abbildungen mit aufsteigender Komplexität: 2, 3, 4 oder 5 Protagonisten	Ja, kulturell faire Abbildungen verfügbar	▪ Protokoll- und Bewertungsbögen ▪ Beispieltranskripte ▪ Anamnesebogen für Eltern	Mehrsprachige Kinder mit SES
NSS (Miller et al., 2003) Kostenfreier Download möglich	Individuelle Auswahl, z. B. ‚Frog, where are you?' (Mayer, 2003)	Nein	▪ Punktebewertung ▪ Bewertungsbeispiele für unterschiedliches Bildmaterial	Kinder mit und ohne SES, Beurteilung der Erzählentwicklung im schulischen Kontext
Informelles Screening der Erzählfertigkeiten (Schelten-Cornish, 2008; 2012; 2015)	▪ 3 Fotos oder interessante Bilder, die der*die Therapeut*in aus dem Fundus nimmt oder die das Kind mitbringt ▪ für den Beobachtungsbogen: spontane Äußerungen des Kindes	Nein	▪ Protokoll- und Bewertungsbögen: Kohäsion, Kohärenz, Erzählvoraussetzungen, Grammatik/Semantik, Rechtschreibung, Textverstehen ▪ Beobachtungsbogen zur Entwicklung der Kohärenz	Kinder im (Vor-)Schulalter (Schriftspracherwerb)
DO-BINE (Lengning et al., 2012)	Zwei Erzählanlässe: ▪ „Erbsen-Vorfall" ▪ „Keks-Vorfall"	Nein	▪ Punktebewertung ▪ Ableitung von Erzählprofilen	Gruppen von zwei- bis siebenjährigen Kindern

Therapiemethoden

Wie bereits beschrieben, können Schwierigkeiten bei Kindern auf der narrativen Ebene selbst auftreten, aber auch durch Beeinträchtigungen auf anderen Sprachebenen bedingt werden. Therapieverfahren zur Behandlung der Erzählfähigkeit fokussieren sich in der Regel auf die narrative Ebene, also auf die Erarbeitung der Textgrammatik und die Herstellung der Kohäsion und Kohärenz. Für den deutschen Sprachraum liegen bereits einige Therapiekonzepte vor, die im Folgenden kurz beschrieben werden. Die wichtigsten Bereiche und mögliche Übungsideen werden für jedes Konzept in einer Tabelle dargestellt.

Das Konzept zur Weiterentwicklung der Erzählfähigkeit (kurz: WeidE; Schelten-Cornish, 2008, 2015) hat den Ausbau der Kohärenz und Kohäsion sowie die gezielte Arbeit an Erzähldefiziten zum Ziel. Aufbauend auf das *Informelle Screening der Erzählfertigkeiten* bietet Susan Schelten-Cornish im selben Buch (s. *Literaturliste*) eine große Auswahl an Übungs- und Spielideen inklusive Kopiervorlagen an (vgl. Beispiele in Tab. 5). Übungen für die Kohärenz zielen dabei spezifisch auf einzelne textgrammatische Elemente ab. So werden beispielsweise zwecks Erarbeitung des Elements Lösungsversuch zu einem bestimmten Szenario mehrere mögliche Lösungsversuche mit dem Kind gemeinsam gesammelt und durchgesprochen. Anschließend werden mögliche Problemelemente aufgezeigt und das Kind soll aus einer Auswahl von Lösungsversuchen die passenden Optionen auswählen. Für den Bereich der Kohäsion zeigt Schelten-Cornish ebenfalls spezifische Übungsmöglichkeiten auf, um beispielsweise Konnektive zu erarbeiten („Bindewortspiel"). Hierbei werden bestimmte Nebensatzeinleiter anhand einfacher Situationskarten produziert. Der*die Therapeut*in kann durch Vorgabe des korrekten Konnektivs (Bsp. „Die Mutter bringt ein Geschenk, weil …") unterstützen, wenn das Kind den Zusammenhang nicht eigenständig versprachlichen kann. 2012 wurde das WeidE-Konzept um das sogenannte Erzählschauspiel ergänzt, mit dessen Hilfe Kinder an das Erzählen herangeführt werden sollen, die bisher keine textgrammatischen Elemente produzieren. Durch das Erzählschauspiel werden u. a. die Erzählbereitschaft, die Theory of Mind und die Kohärenz unterstützt. Hierbei entwickeln Therapeut*in und Kind gemeinsam ein eigenes Schauspiel, das als Skript verschriftlicht wird. Die Geschichte wird wiederholend gespielt und dabei stetig weiterentwickelt. Auf diese Art und Weise können auch Missverständnisse und fehlende Zusammenhänge direkt aufgezeigt werden. Als letzten Baustein der Erzähltherapie versteht Schelten-Cornish auch die spielerische Arbeit an den Ebenen Semantik und Syntax, die der*die Therapierende zur Erarbeitung anderer Therapieziele ohnehin durchführt.

Tab. 5: Überblick über das WeidE-Konzept nach Schelten-Cornish (2008, 2012, 2015)

Therapiebereich	Schwerpunkte/Ziele	Übungsbeispiel
Erzählschauspiel	▪ Vorbesprechung und (schriftliche) Planung eines Schauspiels ▪ Auswahl der Figuren und Requisiten ▪ Vorlesen der Geschichte und Ausagieren der Handlung, so wie sie vom Kind diktiert wurde ▪ anschließend ggf. Weiterentwicklung	▪ Äußerung des Kindes wird aufgegriffen, z. B. „Traktor fahren". ▪ Ergänzung durch Ideen, neue Figuren und Handlungselemente, z. B. Bauer, Fracht
Systematische Erzählspiele	Kohärenz: Einzelne Erzählelemente werden anhand einer spezifischen Übung erarbeitet	*Bsp. Lösungsversuch:* Abbildungen, die Missgeschicke oder Probleme darstellen, gemeinsame Lösungssuche, z. B. „Der Junge hat kein Geschenkpapier, wie kann er das Geschenk nun verpacken?"
	Kohäsion: Übungen und Spiele zu unterschiedlichen Bereichen der Kohäsion	Einführung bestimmter Konnektive und Erarbeitung anhand von Situationskarten, z. B. „Warum schmilzt das Eis? Weil …?"
Sprachspiele	Allgemeine Erweiterung der sprachlichen Fähigkeiten mit allen hierfür zur Verfügung stehenden Therapiemethoden	z. B. Arbeit auf lexikalisch-semantischer oder morpho-syntaktischer Ebene

Für Kinder, die Schwierigkeiten mit der Mikro- und Makrostruktur einer Geschichte haben und die Goal-Outcome-Strategie noch nicht erworben haben (s. Kapitel *Erzählerwerb*), eignet sich auch die *Therapie der Textgrammatik nach* PLAN (Patholinguistischer Ansatz bei Sprachentwicklungsstörungen; Siegmüller & Kauschke, 2006). Hierbei werden die textgrammatischen Elemente vor einer Therapie der Mikrostruktur erarbeitet (Übersicht in Tab. 6). Die Therapie ist metasprachlich orientiert und nutzt kindgerechte Symbole zur Visualisierung der Elemente (Bsp. Figuren, Handlung, Problem). Rezeptiv soll das Kind in einer durch den*die Therapeut*in vorgegebenen Geschichte zunächst die gehörten Elemente identifizieren. In der expressiven Arbeit produziert das Kind selbst eine Geschichte und der*die Therapierende spiegelt anhand der gelegten Karten die Vollständigkeit der textgrammatischen Elemente wider. In einem zweiten Therapieschritt werden dann Pronominalisierungen und Konjunktionen zur Verbesserung der Mikrostruktur erarbeitet. Auch hier geht den produktiven Übungen in der Regel eine rezeptive Erarbeitung voraus. Beide Modalitäten werden vorwiegend anhand des Ausagierens geübt. Dieses spielt vor allem in der Therapie der Pronominalisierungen eine bedeutsame Rolle, da das Kind hier die Ein- und Mehrdeutigkeit von Pronominalisierungen wahrnehmen kann und Missverständnisse durch fehlerhafte Pronomen aufgezeigt werden sollen. In der Therapie des Erzählens nehmen die zentralen PLAN-Methoden *Übung* (rezeptiv und expressiv) und *Metasprache* einen großen Anteil ein, wie die nachfolgende Tabelle verdeutlicht. Sowohl zur Verdeutlichung der Makro- als auch der Mikrostruktur werden dem Kind jedoch auch Inputgeschichten angeboten, beispielsweise zur Pronominalisierung. Die Methoden *Modellierung* und *Kontrastierung* werden u. a. als mögliche Hilfestellungen genutzt.

Tab. 6: Übersicht über die Therapie der Textgrammatik nach PLAN (in Anlehnung an Ringmann, 2012, 2014)

Therapiebereich	Schwerpunkt/Ziele	Übungsbeispiele
Geschichtenmaterial	▪ Ansteigende Komplexität in 8 Steigerungsstufen	▪ Erhöhung der Anzahl an Akteuren ▪ Hinzunahme weiterer Handlungsschritte und Nebenhandlungen
Makrostruktur	▪ Einführung der textgrammatischen Elemente	▪ Metasprache
	▪ Visualisierung durch Symbole	▪ Symbole, z. B. Männchen für die Protagonisten
	▪ Identifikation der textgrammatischen Elemente in Geschichten	▪ Erzählsymbole werden begleitend zu einer Geschichte ausgelegt und rückwirkend besprochen
Mikrostruktur	▪ Pronominalisierungen: Rezeptive und expressive Übungen, bewusstes Herbeiführen und Klären von Missverständnissen	▪ Vorwiegend Handlungsanweisungen im spielerischen Setting
	▪ Konjunktionen: Erarbeitung temporaler und kausaler Konjunktionen	▪ Ausagieren temporaler Abfolgen ▪ Benennen kausaler Zusammenhänge anhand von Situationsbildern und W-Fragen

Wie in der Diagnostik gibt es auch in der Therapie der Narration die Möglichkeit, sie auf das Erzählen in Interaktion zu fokussieren. Katz-Bernstein und Schröder (2017) legten hierfür mit DO-TINE (Dortmunder Therapiekonzept zur Interaktions- und Narrationsentwicklung) ein Konzept vor, das anhand von 8 Förderangeboten die Distanzierung von der reinen Handlung aufzeigt (s. Tab. 7).

Tab. 7: Übersicht über das Therapiekonzept DO-TINE (in Anlehnung an Katz-Bernstein & Schröder, 2017)

Förderangebot	Beschreibung
1) Ko-Konstruktion des Kontextes	Kind und Therapeut*in widmen sich einem Spielmaterial und lernen es kennen, indem sie sich alles genau anschauen, ausprobieren und ggf. aufbauen (z. B. Puppenhaus, Zoo). Der*die Therapeut*in kommentiert alles in Form des „Parallel Talking".
2) Einführung eines „Begleiters"	Eine Puppe wird als Handlungsbegleiterin eingesetzt und nimmt auch selbst an der Spielsituation teil. Diese kommentiert das Geschehen und bereitet somit die Versprachlichung der Handlung vor.
3) Übergang in die Interaktion, Rollenübernahme	Das Spiel wird nun interaktiver gestaltet. Es werden antagonistische Rollen eingenommen (z. B. Lehrer*in/ Schüler*in), die einen Austausch notwendig machen und im Rollenspiel ausagiert werden.
4) Planbruch und Auflösung	Der Planbruch wird als neues Spielelement metasprachlich eingeführt. Der*die Therapeut*in gibt dabei zunächst das Geschehen vor, das Kind soll dann jedoch unter Anleitung selbst eine Lösung entwickeln, z. B. „Oh nein, jetzt ist die Puppe im Puppenhaus die Treppe hinuntergestürzt. Wie können wir ihr nun helfen?"
5) Einführung des Beobachtenden	Eine weitere Puppe nimmt die Rolle eines*r außenstehenden Beobachtenden ein und versprachlicht die wesentlichen Handlungselemente retrospektiv. Dadurch wird dem Kind klar, dass das Spiel einer Handlung folgt, die ein*e Außenstehende*r erfassen kann, und dass diese Wahrnehmung aktiv durch Modifikation des Spiels beeinflusst werden kann.
6) Einführung der drei Erzählwichtel	Drei „Erzählwichtel" werden eingeführt, die jeweils stellvertretend für einen bedeutsamen Geschichtenteil stehen. Die Erzählstruktur wird anhand der Wichtel ORI (Orientierung), TONI (Tun/Handeln, Planbruch) und ALFI (Auflösung) aufgezeigt
7) Modellerzählung, Einführung des „uninformierten Zuhörers"	Eine uninformierte Puppe wird spielerisch eingeführt und möchte über das Geschehen informiert werden. Es handelt sich dabei um eine Puppe, die vorab nicht beteiligt war, z. B. weil sie gerade „einkaufen war" und nun zurückkehrt. Um die Puppe adäquat zu informieren, ist hierbei die Beachtung des Hörerwissens wichtig, also das Verständnis, dass die Puppe die Handlung nicht miterlebt hat (Theory of Mind).
8) Dokumentation	Durch die Erstellung eines Erzählskriptes und das schriftliche Festhalten der Handlung wird das Kind nun an die schriftliche Erzählung herangeführt. Das gebündelte Erzählskript wird nach und nach erweitert und kann neben den Texten beispielsweise Fotos oder Zeichnungen enthalten.

Die Grundlage ist die Idee, dass das Kind zunächst sehr stark mit der Handlung verbunden ist und daher keine distanzierte Beobachterrolle als Erzählende*r einnehmen kann. Das Therapiekonzept beginnt auf spielerischer Ebene und fördert dann mit jedem Schritt mehr die Distanzierung von der eigentlichen Spielhandlung sowie die Reflexion über das Geschehen. Hierzu setzt der*die Therapeut*in konkrete Stimulierungs- und Modellierungstechniken wie das „Parallel Talking" ein, welches die sprachliche Begleitung des Geschehens darstellt (Bsp. „Ich greife jetzt mal in dieses Säckchen hinein. Oh, da sind ja Gegenstände drin! Schau mal, ein Tisch und ein Stuhl. Wo sollen wir die denn hinstellen?"). Einzelne Puppen nehmen dabei Schlüsselrollen ein, übernehmen z. B. das Kommentieren oder Beobachten der Handlung oder werden als Zuhörer eingebunden. Während sich Förderangebot 6 beispielsweise auf konkrete Erzählelemente (Setting, Planbruch und Auflösung) bezieht, geht es in Förderangebot 7 um die Theory of Mind als Voraussetzung für das Einnehmen der Protagonist*innen-Perspektive. Den Abschluss des Konzeptes bildet ähnlich wie bei Schelten-Cornish der Übergang zur Verschriftlichung einer Geschichte („Dokumentation").

| Erzählkompetenzen im Unterricht gezielt erarbeiten

Im Schulalltag lassen sich zahlreiche Aktivitäten beobachten, die neben anderen Fähigkeiten indirekt auch Teilaspekte der mündlichen Erzählkompetenzen fördern: Dazu gehören Ausflüge, die für gemeinsame Erlebnisse sorgen und damit eine gute Basis für weiterführende pädagogische Aktivitäten und Erzählungen im Unterricht liefern. (Vorgelesene) Geschichten oder gemeinsam angeschaute Theaterstücke erhöhen die Literaturerfahrungen. Durch die Nachbereitung des Inhalts in unterschiedlichsten Aktivitäten (z. B. Nachspielen, die Hauptfiguren malen, sich ein anderes Ende für die Geschichte überlegen) wird ein tiefgründiges Verständnis erzielt. In Rollenspielen lernen Schüler*innen zudem, die Perspektive zu wechseln. In wöchentlichen Erzählkreisen wird eine gute Gesprächskultur in der Klasse geschaffen und der Zusammenhalt wird gestärkt. Der Klassenrat ist ein weiteres Ritual, das in vielen Klassen einen festen Platz in der Woche hat: Hier wird über Themen wie aktuelle Konflikte, die Gestaltung des gemeinsamen Lernens oder Ausflüge gesprochen. Besonders das Schildern und Besprechen von Problemen weist viele Parallelen zu den textgrammatischen Elementen einer Geschichte auf: Um verständlich zu übermitteln, was geschehen ist, muss man in der Lage sein, die Ausgangssituation und das verursachende Geschehen sowie die Weiterentwicklung des Geschehens zu beschreiben.

B

Beispiel:

Wiedergabe eines Konflikts auf dem Schulhof

Peter erzählt: *„Ich habe auf dem Schulhof mit Mustafa und Anna Ball gespielt. Da kam Hannes und hat uns den Ball einfach weggenommen. Er hat gesagt, dass wir jetzt genug gespielt haben und dass er dran ist. Ich habe dann versucht, den Ball zurückzubekommen, und bin hinter Hannes hergerannt. Dann ist Hannes gefallen und hat am Knie geblutet. Das tut mir total leid."*

Ob in der Klasse eine lebendige Erzählkultur direkt gefördert wird und damit der individuellen mündlichen Erzählkompetenz des*der einzelnen Schülers*in eine hohe Priorität zukommt, ist stark abhängig von der jeweiligen Lehrkraft. In der Literatur wird immer wieder deutlich, dass dem mündlichen Erzählen häufig nicht mehr so eine große Bedeutung zukommt, sobald Kinder in der Lage sind, ihre Geschichten aufzuschreiben. Dies ist in vielerlei Hinsicht bedauerlich: Kinder brauchen das mündliche Erzählen, *„um sich selbst unmittelbar oder mittelbar verständlich zu machen (...) oder ihre Situation zu Wort kommen zu lassen. Sie brauchen sie aber auch, um ähnliche sowie fremde Weltdeutungen und Lebensentwürfe kennen zu lernen"* (Claussen, 2016,

S. 5). Beides sind klassische Bereiche für mündliche Situationen, in denen Menschen sich austauschen. Des Weiteren stellt das Verfassen einer schriftlichen Erzählung deutlich höhere sprachliche und kognitive Anforderungen an uns (s. Unterkapitel *Vom mündlichen zum schriftlichen Erzählen*). Kinder, die hinsichtlich der mündlichen Erzählkompetenzen noch nicht hinreichend entwickelt sind, werden im schriftlichen Bereich voraussichtlich auch Schwierigkeiten haben. Im Folgenden soll die Förderung der Erzählkompetenzen in der Schule beleuchtet werden. Zunächst wird anhand von Auszügen aus den Curricula verschiedener Bundesländer geklärt, inwieweit die Förderung der mündlichen Erzählfähigkeiten dort verankert ist. Die darauffolgenden Kapitel beschäftigen sich sowohl mit der Schule als Ort, an dem erzählt wird, als auch mit den Methoden, die sich für die Schule besonders gut eignen, um eine lebendige Erzählkultur zu schaffen. Zum Abschluss wird das schriftliche Erzählen genauer betrachtet.

Einbettung in die Curricula

Die Förderung der mündlichen Erzählkompetenzen ist in den Curricula aller deutschen Bundesländer verankert. So sollen beispielsweise bayerische Kinder zum Ende der Jahrgangsstufe 2 *„deutlich und verständlich, bezogen auf ein Thema und auf den Zuhörenden [sprechen]"* sowie *„einen angemessenen Wortschatz und geeignete sprachliche Mittel in Gesprächen [...] anwenden (um z. B. lebendig zu erzählen [...])"* (Bayerisches Staatsministerium für Bildung und Kultur, Wissenschaft und Kunst, 2014, S. 131). Am Ende der Jahrgangsstufe 4 wird erwartet, dass sie *„Sprache in mündlichen [...] Texten bewusst [verwenden] und unterschiedliche Absichten (z. B. lebendig erzählen, sachlich informieren) angemessen [umsetzen]"* (Bayerisches Staatsministerium für Bildung und Kultur, Wissenschaft und Kunst, 2014, S. 139). Am Ende der 6. Klasse sollen Gymnasiast*innen in NRW *„Geschichten in mündlicher [...] Form frei oder an Vorgaben orientiert unter Nutzung von Gestaltungsmitteln (u. a. Steigerung, Vorausdeutungen, Pointierung) erzählen"* (Ministerium für Schule und Bildung des Landes Nordrhein-Westfalen, 2019, S. 19). Zum Ende der 9. Klasse sollen bayerische Förderschüler*innen mit Förderschwerpunkt Sprache lebendig erzählen können. Am Ende der 10. Klasse sollen Gymnasiast*innen in NRW *„mündliche Texte adressatengerecht und funktional gestalten"* (Ministerium für Schule und Bildung des Landes Nordrhein-Westfalen, 2019, S. 22) und *„sich in eigenen Gesprächsbeiträgen auf andere beziehen"* (ebd., S. 23).

Anhand der Beispiele wird deutlich, dass die Erweiterung der mündlichen Erzählfähigkeiten im Deutschunterricht aller Schulformen und aller Klassen von 1 bis 10 erwartet wird. Auch innerhalb des Fachunterrichts (z. B. in Religion und Geschichte) sollen Kinder hinsichtlich der mündlichen Erzählfähigkeiten gefördert werden. Ab der Sekundarstufe II finden mündliche Erzählkompetenzen keine explizite Erwähnung mehr in den Lehrplänen. Insgesamt lassen sich die mündlichen Erzählfähigkeiten nicht sauber von den anderen Kompetenzen des Fachs Deutsch trennen. Querverbindungen bestehen vor allem zur Arbeit mit anderen Textsorten, zum Verfassen schriftlicher Erzählungen, zum Aufbau und zur Einhaltung einer wertschätzenden Gesprächs- und Feedbackkultur, zu einer altersgemäßen Lese- und Literaturerfahrung und zu allgemeinen Präsentationskompetenzen, wie z. B. einer deutlichen und verständlichen Aussprache und einer Zuhörerorientierung. Eine weitere untrennbare Kompetenz ist die Fähigkeit, zuzuhören und unklare Sachverhalte oder Missverständnisse zu klären. Eine Förderung der Erzählkompetenzen geht in der Schule untrennbar mit der Förderung des aktiven, aufmerksamen Zuhörens einher.

Der Erzählkreis

Der Erzählkreis (oder auch Morgen-, Sitz- oder Stuhlkreis genannt) gehört in vielen Klassen zu einem festen Ritual, das mindestens einmal pro Woche praktiziert wird. Zielsetzungen sind hier neben dem Erzählen u. a. die Stärkung des sozialen Gefüges, Aufbau und Festigung einer wertschätzenden Gesprächs- und Erzählkultur sowie die Fähigkeit, aufmerksam zuzuhören. Bei jüngeren Schüler*innen lässt die Aufmerksamkeit schnell nach, sodass man anfangs den Erzählkreis eher kurzhalten sollte (ca. 20 Min.). Wenn die Kinder an die Schule gewöhnt und in der Lage sind, sich länger auf eine Sache zu konzentrieren, setzen viele Lehrer*innen 45 Minuten für das gemeinsame Erzählen im Kreis an. Höchste Prämisse sollte es sein, dass die Kinder den Erzählkreis mögen und sich in dieser Situation wohlfühlen. Ein Erzählkreis, in dem Zeitdruck herrscht, ist genauso kontraproduktiv wie einer, der zu langweilig wird. Die Lehrkraft sollte mit pädagogischem Fingerspitzengefühl flexibel auf entsprechende Beobachtungen reagieren. Vorab besprochene Regeln und ritualisierte Abläufe, die den Kindern Sicherheit geben, gehören zu den wichtigsten Merkmalen eines Erzählkreises.

Rahmenbedingungen

Die Kommunikation im Erzählkreis sollte folgenden Grundregeln folgen (vgl. Claussen, 2016):

- Redebeiträge werden an die ganze Runde gerichtet, nicht nur an die Lehrkraft. Dabei schaut das erzählende Kind in die ganze Runde; zuhörende Kinder schauen die*den Erzählenden an.
- Jede*r darf den eigenen Redebeitrag ohne Unterbrechung beenden, sollte aber darauf achten, nicht zu lange zu sprechen.

  Hier bietet sich der Einsatz verschiedener Materialien an: So könnte man eine Erzählmütze oder einen Erzählstein einführen, den die erzählende Person während ihres Beitrags hat und danach weitergibt. Eine andere Möglichkeit ist eine große Karte mit einem Ohr, die der Erzähler vor sich hält und die die Kinder daran erinnert, dass sie zuhören sollen. Auch ein Erzählstuhl signalisiert: Nur die Person, die darauf sitzt, darf reden.

- Jedes Kind darf sich am Erzählkreis beteiligen und sollte wissen, dass ihm dieses Recht auch zugestanden wird. Kein Kind muss sich beteiligen. Wenn man den Kindern freistellt, in welcher Modalität sie erzählen möchten, werden auch Kinder ermutigt, die sich sonst nicht trauen: Diese können z. B. ein selbst gemaltes Bild zeigen und die Fragen der Klassenkameraden beantworten, oder die Lehrkraft erzählt, was auf dem Bild zu sehen ist. Für Kinder mit Beeinträchtigungen können hier sämtliche Kommunikationskanäle eingesetzt werden, z. B. Gesten, Mimik oder Unterstützte Kommunikation. Jede*r Schüler*in erzählt somit den eigenen Möglichkeiten gemäß.
- Jeder Beitrag wird wertschätzend behandelt. Alle Beteiligten üben sich in Toleranz und Akzeptanz.
- Die Kinder sollten Formen lernen, wie man sich bemerkbar macht und wie man in angemessener Form eine Zwischenfrage stellt. Hierfür bietet es sich an, z. B. laminierte Symbolkärtchen mit einem Ausrufezeichen auf der Vorderseite und einem Fragezeichen auf der Rückseite zu nutzen. Hält man das Ausrufezeichen hoch, möchte man etwas sagen. Das Fragezeichen steht für den Wunsch, eine Frage zu stellen. Jedes Kind sollte über eine eigene Symbolkarte verfügen.
- Die Kinder sollen lernen, wie man das Ende der eigenen Rede anzeigt und das Wort weitergibt. Wenn man mit Erzählmütze, Erzählstein oder Zuhörsymbol arbeitet, kann das Kind die Gegenstände symbolisch weitergeben. Verwendet man einen Erzählstuhl, kann es aufstehen und den Platz für den Nächsten freigeben.
- Auch die Lehrperson sollte als gleichberechtigtes Mitglied der Runde hin und wieder etwas von sich erzählen. Für sie gelten die gleichen Regeln wie für alle anderen. Da die Lehrkraft den Kindern als Sprachvorbild dient, sollte sie sich einen anschaulichen Erzählstil angewöhnen und möglichst alle Geschichtenteile berücksichtigen.

Diese Regeln sollten alle Kinder gut kennen. Hier liegt die Gestaltung eines Plakats für die Klassenwand nahe.
Wenn die Kinder mit den Regeln und Ritualen vertraut sind, können sie in wöchentlichem Wechsel selbst die Leitung des Erzählkreises übernehmen. Der*die Erzählkreisleiter*in bekommt die Aufgabe, den Erzählkreis zu starten (z. B. mit einem Gong), die Redereihenfolge zu regeln und den Erzählkreis wieder zu beenden.

Erzählkreismethoden

Damit der Erzählkreis auf Dauer interessant bleibt, sollten die Methoden variieren. Im Folgenden sind einige Vorschläge für Variationen aufgeführt. Für weitere Ideen empfiehlt sich ein Blick auf die *Nützlichen Internetseiten.*

- Beim Erzählkreis im Kugellager bildet die Hälfte der Klasse einen äußeren Kreis mit Blickrichtung nach innen. Die andere Hälfte bildet einen inneren Kreis und steht jeweils einer Person aus dem Außenkreis gegenüber. Nun können die Kinder paarweise eine Geschichte erzählen. Nach einem Signal gehen die Kinder eines der beiden Kreise im Uhrzeigersinn zur nächsten Person weiter und setzen das Gespräch fort. Entweder das Signal ertönt nach einer vorab besprochenen Zeit oder der Spielleiter variiert die Dauer und erhöht damit den Spielcharakter dieser Variante.
- Eine weitere Möglichkeit besteht darin, die Kinder *paarweise* erzählen zu lassen. Später im Plenum gibt dann das eine Kind die Geschichte des anderen wieder.
- *Impulskarten*, die in der Mitte liegen, können auch als Grundlage für Erzählungen dienen. So könnten darauf z. B. nach den Ferien Bilder von einem Strand, von Bergen, einem Flugzeug etc. abgebildet sein. Auch Emotionskarten eignen sich hierfür gut. Die Erzählenden beziehen sich dann immer auf eine der Karten.
- Viele Kinder lieben es, *Schwindelgeschichten* zu erfinden. Der Rest der Klasse darf dann nach einer vorgetragenen Geschichte raten, ob das Erzählte der Wahrheit entspricht oder erfunden ist.
- Eine besonders unterhaltsame Variante ist es, wenn die Kinder vorab einen Zettel mit drei Schlagwörtern zu ihrer Geschichte in eine Kiste werfen. Die Kinder dürfen dann nach und nach einen Zettel ziehen und versuchen, anhand der *Schlagwörter* die Geschichte des anonymen Schreibenden zu erzählen.
- Ähnlich wie beim Spiel „Ich packe meinen Koffer" erfindet die Klasse eine Geschichte *gemeinsam.* Dabei muss jeder die Geschichte der Vorgänger erst nacherzählen und darf dann einen weiteren Satz hinzufügen.

Die Erzählwerkstatt

Die nachfolgend beschriebene Konzeption einer Erzählwerkstatt basiert auf zahlreichen Veröffentlichungen des Lehrers und professionellen Erzählers Claus Claussen, der sich der Frage gewidmet hat, wie man die Erzählkompetenzen in der Schule motivierend fördern kann. Einzelne Komponenten wurden durch die Autorinnen ergänzt.
Offene Erzählwerkstätten ermöglichen Schüler*innen, im Kontext von Deutschunterricht oder Freiarbeit Geschichten zu erfinden. Claussen beschreibt das Zusammenspiel zwischen Erzählwerkstatt und Erzählkreis so: *„Im Erzählkreis entstehen Erzählideen für Geschichten, in der Erzählwerkstatt werden aus Ideen Geschichten, in den Erzählkreis münden diese Geschichten dann wieder ein"* (Claussen, 2016, S. 4). Die Erzählwerkstatt zeichnet sich aus durch eine sorgfältig ausgewählte Zusammenstellung aus inspirierenden Erzählmaterialien, Verbrauchsmaterialien, die für die Umsetzung einer Geschichte benötigt werden (s. Tab. 8), und genügend Zeit und

Gelegenheit, an den Geschichten zu arbeiten. Die Materialien sollten den Kindern immer frei zur Verfügung stehen (z. B. in einem offenen Regal).

Tab. 8: Ideen für die Ausstattung eines Erzählregals

Inspirierende Gegenstände	Erzählsteine, Erzählwürfel, Naturmaterialien, kleine Figuren, Handpuppen, Stabfiguren, Kleinspielzeug etc.
Bildmaterial	Gezeichnete Bilder oder Fotos: z. B. von interessanten, lustigen, absurden oder gruseligen Situationen, von Menschen, Tieren, Orten etc.; Erzählimpulskarten, bei denen verschiedene Bilder und Schriftzüge zu einem neuen Bild zusammengefügt wurden
Schriftmaterial	Karten mit Geschichtenanfängen oder -endungen, Abbildungen mit Sprechblasen, die einzelne Aussagen enthalten, Geschichtenbaukästen mit je einem Stapel Schriftkarten zu Orten, Personen, Gegenständen, Handlungen etc.
Verbrauchsmaterialien (z. B. zum Basteln der Stabfiguren oder von Hintergrundbildern für das Kamishibai)	Papier und Pappe in allen möglichen Farben und Größen, Holzspieße, Knöpfe, Kronkorken, Wolle, alte Zeitschriften und Kataloge, Papierrollen etc.
Strukturierungshilfen	z. B. Vordrucke, auf denen einige Geschichtenteile in altersadäquater Form visualisiert werden
Möglichkeiten zum Präsentieren der Geschichte vor der Gruppe	Kamishibai, Erzählschiene oder Erzählsäckchen (s. Unterkapitel *Anregende Erzählmaterialien*) (selbst gebaut oder käuflich erworben)

Im Rahmen der Erzählwerkstatt entstehen Geschichten in Einzel-, Partner- oder Gruppenarbeit. Im Laufe der Entstehung einer Erzählung holen sich die Schüler*innen immer wieder Feedback von anderen, indem sie ihre Geschichte im kleinen Kreis erzählen bzw. ihre Ideen für eine neue Geschichte teilen. Im geschützten Rahmen der Erzählkonferenz in der Kleingruppe erhalten sie eine andere Perspektive auf ihre Geschichte und können so z. B. herausfinden, ob sie die*den Zuhörer*in ausreichend orientieren. Hier ist es sinnvoll, mit den Schüler*innen vorab Feedback-Kriterien zu erarbeiten. Claussen (2016) empfiehlt für eine angenehme Atmosphäre, eine eigene gemütliche Erzählecke in der Klasse einzurichten oder eine Erzähldecke bereitzuhalten, die man für die Erzählwerkstatt auspackt und auf die sich Erzähler*in und Zuhörende im Kreis hinsetzen können.

Die Geschichten entstehen über einen nicht zuvor definierten Zeitraum, d. h. die Kinder entscheiden selbst, wann ihre Geschichte fertig ist und wann bzw. ob sie diese im Erzählkreis präsentieren möchten. Eine schöne Idee ist es, wenn die Kinder vorab auf einer Pinnwand o. Ä. ankündigen können, dass sie beim nächsten Erzählkreis ihre Geschichte im Plenum vorstellen möchten. Dies ermöglicht zudem der Lehrkraft einen Überblick darüber, ob beim nächsten Mal besonders viele Geschichten erzählt werden oder ob sich noch niemand gemeldet hat. Darauf basierend könnte der*die Lehrer*in beispielsweise die Zeit für den Erzählkreis verlängern oder verkürzen.

Dokumentation und Verschriftlichung mündlicher Geschichten

Die Dokumentation mündlich erzählter Geschichten ist aus zwei Gründen sinnvoll: Zum einen wird dafür gesorgt, dass die Erzählungen, auf die die Kinder oftmals zu Recht sehr stolz sind, nicht in Vergessenheit geraten. Zum anderen bildet die Dokumentation der Erzählung den Übergang zur Schriftlichkeit, welche in der Schule einen hohen Stellenwert hat. Mögliche Methoden sind z. B. das Malen von Bildergeschichten, das Aufhängen von Stichworten an eine Wäscheleine, das Gestalten eines kleinen Buchs, eine Tonaufnahme der Geschichte, ein Video, ein Daumenkino etc. Ältere Kinder kann man natürlich auch bitten, die Geschichte in einem schriftlichen Text zu dokumentieren. Dies bildet für die Kinder einen sehr guten Einstieg ins schriftliche Erzählen. Da sie ihre Geschichte bereits gut kennen, können sie sich wesentlich besser auf die Verschriftlichung konzentrieren, als wenn sie die Geschichte beim Schreiben erst erfinden würden.

Fazit

Das Erzählen ist elementarer Bestandteil unserer alltäglichen Kommunikation sowie eine schulisch und sozial relevante Fähigkeit. Der kindliche Erzählerwerb folgt bestimmten Entwicklungsschritten, ist jedoch letztendlich individuell. Während die Grundsteine für das Erzählen bereits sehr früh gelegt werden und auch junge Kinder das Bedürfnis haben, sich mitzuteilen, sind vollständige Erzählungen erst ab dem (Vor-)Schulalter erwartbar. Die mündliche Narration steht im kindlichen Erwerb und auch in unserem alltäglichen Austausch im Vordergrund. Mit zunehmenden Fähigkeiten in der Schriftsprache gewinnt auch die schriftliche Narration, vor allem im Schulkontext, an Bedeutung. Da das mündliche Erzählen eine Voraussetzung für die schriftliche Narration ist, sollte es im Unterricht nicht vernachlässigt werden. Hierzu bieten sich vor allem Erzählkreise und -werkstätten an, in denen die Kinder in einem geschützten, wertschätzenden Raum von sich erzählen oder Geschichten erfinden können. Bei Auffälligkeiten auf narrativer Ebene sollte aus folgendem Grund immer auch eine sprachtherapeutische Intervention erwogen werden: Während sich Sprachentwicklungsstörungen bei jüngeren Kindern häufig in Form von Defiziten auf morpho-syntaktischer, lexikalisch-semantischer oder phonetisch-phonologischer Ebene manifestieren, stellt ein Erzähldefizit im Schulalter ein eigenständiges Kardinalsymptom einer Sprachentwicklungsstörung dar. Hier liegt es im Ermessen des*der Sprachtherapeut*in, ob Erzählübungen zusätzlich zu Übungen auf anderen Ebenen durchgeführt werden oder ob eine ausschließliche Behandlung auf narrativer Ebene indiziert ist. Hierzu liegen bereits einige Diagnostik- und Therapieverfahren vor, die teilweise auch kostenlos verfügbar sind. Da die Erzählkultur maßgeblich im Elternhaus geprägt wird, sollte bei der pädagogischen und therapeutischen Arbeit an narrativen Inhalten stets auch eine Elternarbeit stattfinden, die Impulse und Individualisierungsmöglichkeiten für Erzählkontexte bietet. Ein sehr wichtiger Aspekt bei der Erzählarbeit in allen denkbaren Kontexten ist, dass der*die erwachsene Erzählpartner*in echtes Interesse an den kindlichen Geschichten zeigt und damit die Erzählfreude maßgeblich stärkt. Wie in allen anderen Lebensbereichen auch ist die Freude am Tun die beste Basis für Entwicklungsmöglichkeiten.

Letztendlich gilt: Eine lebendige Erzählkultur, in die sich jede*r auf seine*ihre Art und auf seinem*ihrem individuellen Erzählniveau einbringen kann und darf, ist nicht nur für Kinder bereichernd – alle profitieren davon!

Nützliche Internetseiten

- www.buntesklassenzimmer.de
- www.grundschullernportal.de
- www.lernstuebchen-grundschule.de
  Seiten für Inspiration und Ideen rund um den Unterricht in der Grundschule

- www.kindergesundheit-info.de
  Seite der Bundeszentrale für gesundheitliche Aufklärung, auf der man u. a. aktuelle Empfehlungen zur Mediennutzung von Kindern erhalten kann

- www.kinderkönnenerzählen.de
  Homepage von Stephanie Schulte-Busch, auf der sie einige Erzählmaterialien zum kostenlosen Download anbietet

- https://www.leibniz-zas.de/de/forschung/publikationen/details/publications/4470-main-revised-german-version
  Seite des Leibniz-Zentrums für Allgemeine Sprachwissenschaft, auf der das Diagnostikmaterial MAIN zum Download zur Verfügung steht

- www.mein-kamishibai.de
  Viel Inspiration rund um das Erzählen mit dem Kamishibai

- www.rehabresearch.ualberta.ca/enni
  Seite der Universität Alberta, auf der die Materialien zum Diagnostikmaterial ENNI heruntergeladen werden können

- www.saltsoftware.com/media/wysiwyg/codeaids/NSS_Scoring_Guide.pdf
  Kurzanleitung zum Narrative Scoring Scheme mit Bewertungsbeispielen zum Download

- www.schelt01.bn-paf.de/Sprachtherapie/g_home.htm
  Homepage von Susan Schelten-Cornish, auf der sie einige ihrer Veröffentlichungen und Materialien zum kostenlosen Download zur Verfügung stellt

Literaturhinweise

Bartoli y Eckert, P. & Tsalos-Fürter, E. (2013). Die Welt ist voller Erzählanlässe. Sprache fördern im Kita-Kinder-Erzählkreis. Mülheim an der Ruhr: Verlag an der Ruhr

Baumann-Strobel, B. (2011). Statt Monotonie: Abwechslung im Erzählkreis. Grundschulmagazin, 5, 35-38

Bayerisches Staatsministerium für Bildung und Kultur, Wissenschaft und Kunst (Hrsg.) (2019). LehrplanPLUS Förderschule. Lehrplan für den Förderschwerpunkt Sprache. Abgerufen von https://www.isb.bayern.de/download/22739/pdf_fs_sprache.pdf (06.12.2020)

Bayerisches Staatsministerium für Bildung und Kultur, Wissenschaft und Kunst (Hrsg.) (2014). LehrplanPLUS Grundschule. Abgerufen von https://www.lehrplanplus.bayern.de/schulart/grundschule (06.12.2020)

Bishop, D. & Leonard, L. (2000). Speech and language impairments in children. Hove: Psychology Press

Bostelmann, A. (2009). Geschichtensäckchen. Material- und Spielanregungen für 1- bis 4-jährige Kinder. Mülheim an der Ruhr: Verlag an der Ruhr

Botting, N. (2002). Narrative as a tool for the assessment of linguistic and pragmatic impairments. Child Language Teaching and Therapy, 18 (1), 1-21

Braun, W. (2009). Integrierte Sprachförderung: Abgrenzung, Umsetzung, Erfahrungen. Schweizerische Zeitschrift für Heilpädagogik, 15 (1), 15-23

Capps, L., Losh, M. & Thurber, C. (2000). "The frog ate the bug and made his mouth sad": Narrative competence in children with Autism. Journal of abnormal child psychology, 28, 193-204

Channell, M., McDuffle, A., Bullard, L. & Abbeduto, L. (2015). Narrative language competence in children and adolescents with Down syndrome. Frontiers in Behavioral Neuroscience, 9, 283

Claussen, C. (2016). Erzähl mal was! Erzählkompetenzen in der Grundschule – kreative Unterrichtsideen. Augsburg: Auer Verlag

Damm, A. (2019). „Frag mich!". Frankfurt am Main: Moritz Verlag

Deutsche Gesellschaft für Kinder- und Jugendmedizin (DGKJ) (2016). S2K-Leitlinie: Down-Syndrom im Kindes- und Jugendalter. Abgerufen von https://www.awmf.org/uploads/tx_szleitlinien/027-051l_S2k_Down-Syndrom-Kinder-Jugendliche_2016-09-verlaengert.pdf (11.12.2020)

Deutsche Gesellschaft für Phoniatrie und Pädaudiologie (DGPP) (2011). S2K-Leitlinie: Diagnostik von Sprachentwicklungsstörungen (SES), unter Berücksichtigung umschriebener Sprachentwicklungsstörungen (USES). Abgerufen von http://www.dgpp.de/cms/media/download_gallery/S2k-LL-SES.pdf (11.12.2020)

Deutsches Institut für Medizinische Dokumentation und Information (DIMDI) (Hrsg.) (2005). Internationale Klassifikation der Funktionsfähigkeit, Behinderung und Gesundheit (ICF). Genf: WHO

Döpfner, U. (2019). Der Zauber guter Gespräche. Kommunikation mit Kindern, die Nähe schafft. Weinheim: Beltz Verlag

Eisenbeiß, S. (2005). Merkmalsgesteuerter Grammatikerwerb. Eine Untersuchung zum Erwerb der Struktur und Flexion von Nominalphrasen. (Unveröffentlichte Dissertation). Universität Düsseldorf. Abgerufen von https://docserv.uni-duesseldorf.de/servlets/DocumentServlet?id=3185 (11.12.2020)

Emde, C. (2018). Literacy-Projekt zum Bilderbuch „Die kleine Raupe Nimmersatt". Kempen: BVK Buch Verlag

Gagarina, N., Klop, D., Kunnari, S., Tantele, K., Välimaa, T., Bohnacker, U. & Walters, J. (2019). MAIN: Multilingual Assessment Instrument for Narratives – Revised. ZAS Papers in Linguistics, 63

Gernsbacher, M. A. (1990). Language comprehension as structure building. Hillsdale, NJ: Erlbaum

Griffin, T., Hemphill, L., Camp, L. & Wolf, D. (2004). Oral discourse in preschool years and later literacy skills. First Language, 24, 123-147

Gruschka, H. & Brandt, S. (2016). Mein Kamishibai. Das Praxisbuch zum Erzähltheater. München: Don Bosco Medien

Hepflinger, S., Vollmann, R., Einspieler, C., Bartl, K. & Marschik, P. (2011). Der Zusammenhang von pragmatischen und narrativen Kompetenzen bei einem Mädchen mit Rett Syndrom. In: R. Vollmann & P. Marschik (Hrsg.). Narrative Strukturen in der Kindersprache. Grazer linguistische Studien (GLS), 75, 91-107

Jester, M. (2020). „Play is story in action" – Erzählstrukturen im Rollenspiel von Vorschulkindern mit SSES. Praxis Sprache, 65 (2), 73-80

Katz-Bernstein, N. & Schröder, A. (2017). Erzählen – eine Aufgabe für Sprachtherapie und Sprachförderung?! Das Dortmunder Therapiekonzept zur Interaktions- und Narrationsentwicklung (DO-TINF) Sprachtherapie aktuell: Forschung – Wissen – Transfer. Schwerpunktthema: Intensive Sprachtherapie (4) 1, e2017-10

Kauschke, C. & Siegmüller, J. (2009). Patholinguistische Diagnostik bei Sprachentwicklungsstörungen (PDSS). München/Jena: Urban & Fischer

Kent, R. & Vorperian, H. (2013). Speech impairment in Down syndrome: A review. Journal of Speech, Language, and Hearing Research, 56, 178-210

Kernan, K. & Sabsay, S. (1982). Semantic deficiencies in the narratives of midly retarded speakers. Semiotica, 42-2/4, 169-193

Kernan, K., Sabsay, S. & Schneider, P. (1991). Structure and repair in narratives of mentally retarded adults. Journal of Linguistic Anthropology, 1 (2), 143-164

Kim, Y.-S. (2015). Language and cognitive predictors of text comprehension: evidence from multivariate analysis. Child Development, 86, 128-144

Kintsch, W. (1988). The Role of Knowledge in Discourse Comprehension: A Construction-Integration Model. Psychological Review, 95 (2), 163-182

Kintsch, W. & van Dijk, T. (1978). Toward a model of text comprehension and production. Psychological review, 85, 363-394

Korecky-Kröll, K., Dobek, N., Blaschitz, V., Sommer-Lolei, S., Boniecki, M., Uzunkaya-Sharma, K. & Dressler, W. (2019). Vocabulary as a central link between phonological working memory and narrative competence: Evidence from monolingual and bilingual four-year-olds from different socioeconomic backgrounds. Language and Speech, 62 (3), 546-569

Krause-Burmester, M. (2005). Untersuchungen narrativer Fähigkeiten im Williams-Beuren-Syndrom (Unveröffentlichte Dissertation). Heinrich-Heine-Universität, Düsseldorf. Abgerufen von https://docserv.uni-duesseldorf.de/servlets/DocumentServlet?id=5598 (11.12.2020).

Laws, G & Bishop, D (2003). A comparison of language abilities in adolescents with Down syndrome and children with specific language impairment. Journal of Speech, Language, and Hearing Research, 46, 1324-1339

Lengning, A., Katz-Bernstein, N., Schröder, A., Stude, J. & Quasthoff, U. (2012). Das Dortmunder Beobachtungsinstrument zur Interaktion und Narrationsentwicklung (DO-BINE). Frühe Bildung, 1 (3), 131-136

Losh, M. & Capps, L. (2003). Narrative ability in high-functioning children with Autism or Asperger's syndrome. Journal of Autism and developmental disorders, 33, 239-251

Mayer, M. (2003). Frog, where are you? (A boy, a dog, and a frog). New York: Dial books

Miller, J., Andriacchi, K., DiVall-Rayan, J. & Lien, P. (2003). Narrative Scoring Scheme. Abgerufen von https://www.saltsoftware.com/media/wysiwyg/codeaids/NSS_Scoring_Guide.pdf (11.12.2020)

Ministerium für Schule und Bildung des Landes Nordrhein-Westfalen (Hrsg.) (2019). Kernlehrplan für die Sekundarstufe 1 Gymnasium in Nordrhein-Westfalen. Abgerufen von https://www.schulentwicklung.nrw.de/lehrplaene/lehrplan/196/g9_d_klp_%203409_2019_06_23.pdf (06.12.2020)

Näger, S. (2019). Lesekultur in der Krippe. Kinder bis 3 entdecken Bücher und Geschichten. Freiburg im Breisgau: Herder Verlag

Näger, S. (2017). Literacy. Kinder entdecken Buch-, Erzähl- und Schriftkultur. 6. Auflage. Freiburg im Breisgau: Herder Verlag

Neitzel, I. & Schulte-Busch, S. (2020). Vom Satz zum Text – die Wechselwirkung zwischen narrativer und morpho-syntaktischer Ebene im kindlichen Erwerb. Praxis Sprache, 65 (3), 146-153

Nonn, K. (2015). Narrative Fähigkeiten in der mündlichen Kommunikation von Menschen mit geistiger Behinderung (Unveröffentlichte Dissertation). Justus-Liebig-Universität, Gießen. Abgerufen von https://www.fachportal-paedagogik.de/literatur/vollanzeige.html?FId=1082426 (11.12.2020).

O'Neill, D., Pearce, M. & Pick, J. (2004). Preschool children's narratives and performance of the Peabody Individualized Achievement Test – Revised: Evidence of a relation between early narrative and later mathematical ability. First Language, 2, 149-183

Pfeffer, K. (2015). Selektieren, verknüpfen, sprachlich umsetzen: zu viel für Kinder mit einer Sprachentwicklungsstörung? Narrative Fähigkeiten bei Kindern mit und ohne Sprachentwicklungsstörung im Grundschulalter. Beiträge zur Gesundheits- und Therapiewissenschaft. Band 11. Idstein: Schulz-Kirchner

Quasthoff, U., Fried, L., Katz-Bernstein, N., Lengning, A., Schröder, A. & Stude, J. (2011). (Vor-) Schulkinder erzählen im Gespräch. Kompetenzunterschiede systematisch erkennen und fördern. Das

Dortmunder Beobachtungsinstrument zur Interaktions- und Narrationsentwicklung (DO-BINE) und der Dortmunder Förderansatz (DO-FINE). Hohengehren: Schneider Verlag

Reilly, J., Losh, M., Bellugi, U. & Wulfeck, B. (2004). „Frog, where are you?" Narratives in children with specific language impairment, early focal brain injury, and Williams syndrome. Brain and Language, 88 (2), 229-247

Rice, M. (2003). A unified model of specific and general language delay: grammatical tense as a clinical marker of unexpected variation. In: Y. Levy & J. Schaeffer (Eds.). Language competence across population: towards a definition of specific language impairment, 63-95. Hillsdale, NJ: Erlbaum

Ringmann, S. (2014). Therapie der Erzählfähigkeit bei Kindern – eine Einzelfallserie. Logos, 22 (1), 16-29

Ringmann, S. (2012). Therapie der Erzählfähigkeit. In: S. Ringmann & J. Siegmüller (Hrsg.). Handbuch Sprachentwicklung und Sprachentwicklungsstörungen. Schuleingangsphase, 163-187. München: Elsevier

Ringmann, S. & Siegmüller, J. (2013). Die Beziehung zwischen Satzgrammatik und Erzählfähigkeit im unauffälligen und auffälligen Spracherwerb. Forschung Sprache, 1 (1), 36-50

Rißling, J.-K. & Petermann, F. (2012). Intelligenz und Sprache – Sprachentwicklung bei Kindern mit Intelligenzminderung. Sprache Stimme Gehör, 36, 123-127

Schelten-Cornish, S. (2015). Förderung der kindlichen Erzählfähigkeit. Geschichten erzählen mit Übungen und Spielen. 2. Auflage. Idstein: Schulz-Kirchner Verlag

Schelten-Cornish (2012). Frühes Erzählen: Erfassung und therapeutische Begleitung zur Weiterentwicklung der Erzählfähigkeit (WeidE-Konzept). LOGOS Interdisziplinär, 1, 32-39

Schelten-Cornish, S. (2008). Förderung der kindlichen Erzählfähigkeit. Geschichten erzählen mit Übungen und Spielen. Idstein: Schulz-Kirchner Verlag

Schneider, P., Dubé, R. & Hayward, D. (2005). The Edmonton Narrative Norms Instrument. Abgerufen von www.rehabresearch.ualberta.ca/enni (11.12.2020)

Schröder, A. (2009). Vergleichende Analyse interaktiver Erzählfähigkeiten bei sechsjährigen Kindern mit einer sogenannten Spezifischen Sprachentwicklungsstörung und Kindern mit unauffälligem Spracherwerb. (Unveröffentlichte Dissertation). Technische Universität Dortmund. Abgerufen von https://eldorado.tu-dortmund.de/bitstream/2003/27128/1/Dissertation.pdf (11.12.2020)

Siegmüller, J. & Kauschke, C. (2006). Patholinguistische Therapie bei Sprachentwicklungsstörungen. München: Elsevier

Siegmüller, S., Obry, S., Strutzmann, E., Beier, J. & Marschik, P. (2012). Ein Marker für Sprachentwicklungsstörungen im späten Vorschulalter: die Textproduktion. Sprache Stimme Gehör, 36, e65-e75

Siller, M., Swanson, M., Serlihn, G. & Teachworth, A. (2014). Internal state language in the storybook narratives of children with and without autism spectrum disorder: Investigating relations to theory of mind abilities. Research in Autism Spectrum Disorders, 8, 589-596

Stein, N. & Glenn, C. (1979). An analysis of story comprehension in elementary school children. In: R. Freedle (Eds.). New Directions in Discourse Processing, 53-120. Norwood/NJ: Ablex

Stork, I. & Kroll-Gabiel, S. (2017). Methodentraining: Erzählen und Zuhören. Augsburg: Auer Verlag

Swoboda, E. (2011). Erzählkompetenz von Kindern mit einer spezifischen Spracherwerbsstörung. In: R. Vollmann & P. Marschik (Hrsg.). Narrative Strukturen in der Kindersprache, 109-144. Grazer linguistische Studien (GLS), 75

Vicari, S., Caselli, M. & Tonucci, F. (2000). Asynchrony of lexical and morphosyntactic development in children with Down syndrome. Neuropsychologia, 38 (5), 634-644

Von Suchodoletz, W. (2014). Sprachentwicklungsstörungen. In: G. Hoffmann, M. Lentze, J. Spranger & F. Zepp (Hrsg.). Pädiatrie – Grundlagen und Praxis. Band 2. 4. vollst. überarb. Auflage. 1841-1842. Heidelberg: Springer

Wetherell, D., Botting, N. & Conti-Ramsden, G. (2007). Narrative skills in adolescents with a history of SLI in relation to non-verbal IQ-scores. Child Language Teaching and Therapy, 23, 95-113

Wieber, M. (2017). Sprachförderung mit Geschichtensäckchen. Für eine altersgerechte Sprachentwicklung von Kita-Kindern (3-6 Jahre). Aachen: Ökotopia Verlag

World Health Organization (2017). ICF-CY: Internationale Klassifikation der Funktionsfähigkeit, Behinderung und Gesundheit bei Kindern und Jugendlichen. 2., korrigierte Auflage. Göttingen: Hogrefe

Zollinger, B. (2015). Die Entdeckung der Sprache. 9. Auflage. Bern: Haupt Verlag

Danksagung

Wir danken allen, die uns beim Schreiben dieses Ratgebers unterstützt und uns Inspiration gegeben haben: den Lehrerinnen Sabine Kurzke, Sabine Olk, Nadine Stude und Linda Walbergs, die uns einen Einblick in ihre Lehrpraxis gewährt haben und uns mit vielen Ideen rund um das Erzählen im Unterricht versorgt haben. Ebenso Eva-Maria Maywald, die uns in persönlichen Gesprächen viel Inspiration rund um das Thema Erzählen gegeben hat und die uns im Namen der Don Bosco Medien GmbH Erzählmaterialien zur Verfügung gestellt hat. Vielen Dank auch allen Kindern, deren Geschichten wir für die Fallbeispiele ausleihen durften, und an Thomas Bienko und Hilde Schulte für das Erstellen der Materialfotos. Ein besonderer Dank geht an unsere Korrekturleser*innen Anne Huesgen, Nadine Stude und Dr. Steffen Neitzel-Grieshammer, die mit einem kritischen Auge auf Inhalte und Sprache geschaut haben und uns sehr gute Anregungen gegeben haben. Unserer Lektorin Doris Zimmermann vom Schulz-Kirchner Verlag sind wir dankbar für die Begleitung des Veröffentlichungsprozesses sowie die Antworten auf unsere großen und kleinen Fragen.